结核病专科护士
临床教学实践手册

JIEHEBING ZHUANKE HUSHI
LINCHUANG JIAOXUE SHIJIAN SHOUCE

主　编　王丽芹　张　燕　李夏南　何　珂
副主编　薛娟敏　杨荔慧　孟　萌　赵　佩　王　艳
编　者　（以姓氏笔画为序）

王　艳	王　蒙	王　霞	王卫华	王丽芹
王睿岚	石章峰	成　宇	闫明转	李　丽
李孟遥	李夏南	杨　莉	杨晓红	杨荔慧
何　珂	张　燕	张春霞	陈　瑜	陈立英
孟　萌	孟宪颖	孟晓云	赵　佩	郭宏晶
盛　莉	韩　洋	霍丽芳	薛娟敏	薛婷婷

河南科学技术出版社

· 郑州 ·

内容提要

本书共 9 章,分别介绍了结核病专科护士发展概况、结核病专科护士管理制度、临床教学模式及常用教学方法,结核病专科护士应具备的素质,34 种常见结核病专科护理技术规范、操作流程和评分标准,肺康复相关技术,常见结核病护理常规,结核病患者安全用药和护理,结核病患者延续性护理,结核病专科抢救预案,结核病感染控制与预防等内容。每项技术操作都配有清晰的操作流程图,重点难点分析。本书内容丰富,重点突出,是结核病专科护士培训和考核用书,也可供结核病防控相关人员学习使用。

图书在版编目(CIP)数据

结核病专科护士临床教学实践手册/王丽芹等主编. —郑州:河南科学技术出版社,2023.10

ISBN 978 - 7 - 5725 - 1301 - 5

Ⅰ.①结… Ⅱ.①王… Ⅲ.①结核病-临床医学-手册 Ⅳ.①R52-62

中国国家版本馆 CIP 数据核字(2023)第 171333 号

出版发行:河南科学技术出版社

北京名医世纪文化传媒有限公司

地址:北京市丰台区万丰路 316 号万开基地 B 座 115 室　　邮编:100161

电话:010-63863186　010-63863168

策划编辑:张利峰

责任编辑:张利峰　郭春喜

责任审读:周晓洲

责任校对:龚利霞

封面设计:龙　岩

版式设计:崔刚工作室

责任印制:程晋荣

印　　刷:河南瑞之光印刷股份有限公司

经　　销:全国新华书店、医学书店、网店

开　　本:787 mm×1092 mm　1/16　　**印张:**12　　　**字数:**276 千字

版　　次:2023 年 10 月第 1 版　　2023 年 10 月第 1 次印刷

定　　价:63.00 元

前　言

随着结核病诊疗技术的不断提升、精确和简化,治疗方法更加多样化,知识也在不断更新。在护理领域,为了紧跟医疗发展的脚步,临床上对结核病专科护士的专科理论和技能要求越来越高,患者对其需求也日益增加。因此,专科护士培训工作也越来越被重视。在培养专科护士时,带教老师应在充分掌握临床带教理论的基础上,根据不同的学习要点采取恰当的教学模式和方法,同时要求学生加强临床操作实践,并对其严格考核,从而保障专科护士的教学质量。为了帮助临床教学基地优质、高效地培养结核病专科护士,解放军总医院结核病医学部组织具有丰富带教经验的结核病专科护理骨干共同编写此书,作为培养结核病专科护士的教学指导用书。

本书针对结核病专科护士临床教学实践进行了细致设计,在详尽的文字描述基础上,配有大量的流程图,是解放军总医院结核病医学部培养专科护士的理论、实践和经验的全面总结,内容丰富,重点突出,便于临床开展结核病专科护士的培训和考核。相信此书的出版不仅能提高结核病专科护士的培养质量,还能帮助现有结核病专科护士更新专科护理知识、提升专科护理水平。

编　者
2023 年 5 月

目 录

第1章

总 论

第一节 结核病专科护士发展概况

一、结核病专科护士发展现状

结核病是由结核分枝杆菌引起的慢性传染性疾病,随着社会经济快速发展,当前医学模式不断转变,对结核病临床护理工作提出了更高的要求。要将专科护士培养成为为患者服务的关键团队力量,须运用有效的教学培训模式,促使课堂培训的质量与效果。护士是结核病防治战线上的主力军之一,近年结核病护理学科突飞猛进的发展对结核病防治发挥了重要的作用。

结核病护理队伍的稳定发展是结核病护理学科建设的基础。2014年,中国防痨协会结核病临床分会护理学组正式成立,从此我国结核病护理工作者有了自己的学术组织,增加了一个开展学术交流活动的平台。2009年,北京协和医学院护理学院与国际护士会合作,举办护理师资培训班、科研培训班及结核病护理交流会议,培养了很多结核病护理专业人才。

结核科护士需要进行专业的培训即结核病专科护士培训,来增加护理质量内涵。首先,建立资质准入管理机制,以引起临床护士重视,并提高护士理论知识及行为水平。第二方面,提高护士整体素质,为其提供在职学习、培训机会。第三方面,多与临床护士沟通,健全护理质量内容,尽可能根据结核病专科医院特色,细化考核标准,使护理质量更贴近结核病专科医院临床护理工作模式,促进结核病护理队伍的良性发展,开展结核病专科护士认证培训,培养结核病护理专业人才。

二、结核病护士职业风险

结核病是目前最为常见的慢性传染病之一,通过呼吸道和飞沫传播,在我国乃至全球都有较高的发病率,防范难度较大,给人类健康、家庭、社会都造成较大影响。结核病专科护士相较其他护理工作者而言,工作环境较为特殊,且护士长期处于多种有害因素中,心理压力较重,有较高的职业风险。有研究显示,医务人员的结核分枝杆菌(MTB)感染率和结核病患病率明显高于一般人群,医务人员MTB感染的危险度是普通人群的8.29倍。临床工作中护士与患者频繁接触,接触时间最长、距离最近,所以MTB感染风险较大。护士是传染病易感者,存在可能成为传染源的风险。结核科护理人员职业风险评估中,在病区通过空气、呼吸道引起的感染性疾病占89.68%;其次是因职业未受尊重,工作要求高引起的心理压力及职业挫折感占

77.14%;被锐器割伤或刺伤占 51.39%。

结核科护理人员长期与结核病患者接触,面临的职业风险大,要加强职业安全教育,提供充足的防护物品,进行有效的防护措施,加强操作规范,减轻护理人员工作压力。职工也要在做好本职工作的同时加强自我防护意识,降低职业感染风险。

三、结核病临床特点

结核分枝杆菌属对人类致病的主要是人型结核分枝杆菌,其次为牛型结核分枝杆菌,具有抗酸染色的特性,对外界抵抗力较强,在阴暗潮湿处可生存 5 个月以上。结核分枝杆菌可侵及全身多个脏器,如骨骼、肾、肾上腺、淋巴结和脑脊膜等,但以肺部受累形成肺结核最为常见,占85%。肺结核是由结核分枝杆菌引起的慢性呼吸道传染性疾病,排菌肺结核患者为结核病的重要传染源。结核分枝杆菌主要通过空气传播,健康人吸入患者咳嗽、打喷嚏、大声说话时喷出的带菌飞沫,或飞沫形成的带菌尘埃,就会引起结核分枝杆菌感染。由于结核病患者的病情和治疗复杂,病程比较长、服药种类多、药物不良反应大、治疗费用高等,常常导致患者的治疗依从性差,尤其是耐药结核病患者。另外,患者生理功能减退、心理功能障碍、工作和学习能力下降等,这些都严重影响患者的生存质量。

结核病是一种严重威胁人类健康、影响社会经济发展的传染病,具有感染率高、发病率高、病死率高、并发症发生率高、耐药耐多药发生率高的特征。这些特征既增加了结核病传播和感染的风险,又给结核病的治愈造成困难,也对护理工作提出不同程度的挑战,要求护理人员与时俱进,用新的理念和技术为患者提供"全人、全程、全面"的护理服务,以促进患者早日康复。

第二节　结核病专科护士管理制度

一、教学日常管理制度

1. 在医院领导及护理部领导下,认真开展结核病专科护士的培训与管理工作,推进护理队伍建设。培训期间由护理部和结核病各科室履行相关职责。

2. 开展结核病专科护士标准修订、教材编写、题库建设等工作。

3. 按照年度计划开展工作,在护理部指导下备好招生简章、课程安排、培训师资、教学场地等。

4. 成立领导小组,认真研究教学计划,并按照安排与教学组共同完成初期、中期和末期的教学质量检查与督导工作,保证教学时效。配备专门人员负责结核病专科护士的培训管理工作,下设办公室。

5. 建立健全规章制度,包括质量控制、技术管理、人员管理、师资管理、训练与考核、资格认证、新技术准入、技术帮带、设备设施、资料档案等管理制度。

6. 经费使用采用逐级审批程序。专项经费严格遵守相关财经制度,专款专用。

二、教学质量管理制度

1. 在护理部监督指导下招收学员,严格管理培训工作,保证教学质量。

2. 带教老师要求具有本科以上学历、中级及以上专业技术职务;指导老师的临床工作能力和教学工作能力符合要求,并通过了医院的师资培训,取得了资格证书。同时具备较强的表达能力和责任心,除了对学员的知识和技能进行指导外,还应对其思想品质、工作作风、工作态度、工作纪律、工作能力等全面监管与指导,为结核病专科护士总评提供依据。

3. 设置结核病专科临床科室和辅助科室,相关辅助科室设置齐全,仪器设备齐全,保证医疗条件能够达到教学要求。收治的疾病种类覆盖结核病不同类型,包括肺结核和肺外结核,开展的诊疗、护理活动能够满足教学需求。

4. 结核病医学部领导小组统一对教材、课程设置、教学计划、教学评价等进行审核,确保教学过程质量得到保证。

5. 设立有结核病专科护士培训大纲和结核病专科护士的临床教学质量标准,以及培训和临床教学质量监控系统,保证教学质量。

6. 办公室对教材、课程设置、教学计划、教学评价等进行审核,确保教学过程质量的监控。

7. 严格考核,增强实效。按照以考促教、以考促学的原则实施理论与操作考核,注重基本能力与临床技能的考查。结核病各病区护士长负责对临床实践的专科护士的考核进行监督,将学员评价及时反馈给教学组长,统一向护理部进行各种汇报。

三、技术管理制度

1. 开展结核病专科护士标准修订、技术考核标准修订、教材编写、题库建设工作。

2. 办公室严格制订各项技术的操作规范、操作流程和评分标准,并按标准执行。

3. 对新技术按照新技术准入制度管理,并对新技术的使用情况进行登记,定期组织检查、考评和评价。

4. 大力支持科研研发工作,积极开展新技术的研发。

5. 定期组织结核病专科护士外出学习和学术交流。

6. 技术队伍达到要求,并在队伍中形成技术帮带,提高技术队伍的技术水平。

7. 定期对带教人员进行考核、评估,并将考核结果予以公布。

8. 对技术设备进行定期检查使用情况,鼓励技术创新。

四、师资管理制度

(一)教师选拔

1. 热爱医学教育事业,热爱临床护理教育,有良好的职业道德,为人师表,全面履行职务职责,积极承担教学任务。吃苦耐劳,学风端正,富有自我牺牲精神,有高度的责任感。关心学员身体健康,尊重信任学员,严格要求学员。

2. 具有专业的结核病临床医学理论基础和护理专业知识,丰富的临床经验,较高的学术造诣和深厚的专业功底。

3. 通过中心的聘任考核,认真完成临床实践的专科护士带教任务。

4. 具有良好的沟通能力、语言表达能力和组织能力。

5. 具有一定的科研能力,在教学实践中不断总结经验,积极探索教学新途径、新方法。

6. 通过教师的岗前培训、有相关教学论文发表、近三年被评为优秀临床教师者优先选取。

(二)教师职责

1. 高效教学,保证质量。教师应具备强烈的责任心和相应的教学能力,按要求进行教学内容和过程的设计与教案书写,根据学员实际情况采用多种教学手段高质量完成教学任务并及时总结,促进教学水平的提高。

2. 严格遵守结核病教学培训各项制度,按时按量完成各项教学任务。

3. 每年至少撰写一篇结核病相关的临床护理教学论文。

4. 制订并执行每年的教学计划、教学方案与实施细则,创新教学方法,提高教学质量。

五、教学科研管理制度

1. 定期举行学术讨论会,讨论重点为近段时间结核病专科护理研究工作情况。

2. 定期组织结核病专科护士外出学习和学术交流。

3. 鼓励所有人员发表结核病专科护理的学术论文。

4. 制订教师学术要求和标准,建立专科护理学术奖惩制度,推动专科护理学术的发展。

六、学员管理制度

1. 临床实践的结核病专科护士应严格遵守医院规章制度,按照培训计划及大纲要求,认真完成理论学习、临床实践及论文的书写。

2. 严格遵守考勤纪律,外出及病事假按相关规定执行。如遇特殊原因离岗,须提前向科室护士长请假,教学组长审批,并在医院护理部备案。

3. 着装整洁,仪表大方,姿态端庄有礼貌,时刻注意自身言行举止,保持医务工作者的觉悟。

4. 遵守所在科室的各项规章制度,尊重带教教员,培养良好的职业道德和严谨的工作作风。

5. 实习评价等级分为优、良、合格、不合格,实习期间无故缺勤超过 2 日(含)者,不得评"优"。

6. 临床实践期间发生护理纠纷和事故,严重违反临床医院的各项规章制度者,不给予通过培训考核。

第三节 临床教学模式及常用教学方法

一、临床教学模式研究现状

国外的临床护理教学起源早,发展迅速,现已形成了较为完善的模式与系统。1952 年,美国护理联盟提出护理专业的教育不仅仅是专业与能力的教育,也是护理核心能力的教育,其中包括评判性思维、观察与评估病情的能力及人际沟通等。Massarweh 教授提出,护理理论知识的学习和临床实践能力的培养都至关重要。国外的护理教育在注重护理知识与临床实践能力的同时,还注重培养护士的护理伦理道德和护理核心能力,如评判性思维、分析与解决问题的能力、人际沟通能力及人文关怀能力等。

国内许多护理专家对教学模式进行改革并在临床护理学中得到了应用,收到了良好的效果。根据临床教学的界定,临床护理教学是帮助护理学生将课堂上所学到的专业知识和技术运用到临床护理实践中,使之获得应有的专业技能、态度和行为的教学组织形式。良好的临床护理教学方法,可激发专科护士临床实习的学习兴趣,使之形成创造性思维,获得更多的专业技能,树立良好的服务态度和行为,并能不断提高教师的综合素质。如何激发专科护士的思维能力、创新能力,使专科护士由"学会"变成"会学",变被动学习为主动学习是护理界同仁共同探索的问题,也是高效地提高护士综合能力的关键。以下是常见的几种临床护理教学方法。

二、临床常用教学方法

(一)LBL 教学(lecture-based learning)

LBL 教学是一种传统的以讲授为主的教学模式。以苏联教育学家凯洛夫的"五环节课堂教学法"为代表,即组织教学、复习旧课、讲解新课、小结、布置作业。它强调的是以教师为中心、课堂为中心和知识为中心。至今还影响着中国教育。LBL 一直是中国传统的教学模式。这种教学观念把知识视为不可更改的定论,把教学看成是知识从外到内的输入。学习者只需理解和记忆书本上的知识。教师只是"传道授业解惑",在这种"灌输式"教学模式中学生始终处于一种被动的地位。

(二)PBL 教学(problem-based learning)

PBL 教学(基于问题的教学方法)是 20 世纪 60 年代末美国神经病学教授 Barrows 在加拿大麦克马斯特大学首创,最初主要用于医学教育,目前已成为国际上较流行的教学方法。20 世纪 80 年代中期我国一些医学院校开始试行,已成为我国医学教育改革的方向之一。

1. 什么是 PBL　是一种新的教学模式,它把学生置于混乱、结构不良的情境中,并让学生成为该情境的主人,让学生自己去分析问题、学习解决该问题所需的知识,一步一步地解决问题。老师把实际生活问题作为教学材料,采用提问的方式,不断地激发学生去思考、探索,最终解决问题。

2. 特点　以问题为基础的教学法的实质是以患者为基础,以学生为中心的小组讨论式教学。它强调以学生自学为中心,而不是以教师的讲授为中心。主要步骤如下。

(1)从一个需要解决的问题开始学习,这个问题被称为驱动问题(driving question)。

(2)学生在一个真实的情境中对驱动问题展开探究,解决问题的过程类似研究过程。学生在探究过程中学习及应用学科的研究思想。

(3)教师、学生、社区成员等参加团队活动,共同寻找解决问题的方法。

(4)多样化的学习方法为学生提供了工具,帮助学生在活动的参与过程中提升能力。

(5)学生要创制出一套能解决问题的可行性方案和结果,是课堂学习的成果,可以公开分享。

3. 优点　PBL 优化了传统教育中的被动学习模式,以学生为中心,激发出学生的创造力和潜力,让学生从被动学习者转变为主动学习者。它强调以学生为主体,以促进学生自学动机、提高学生解决问题的能力作为教学目标,可以培养和发展学生多方面的技能,主要包括:①解决问题技能;②团队合作能力;③组织利用时间的技能;④高层次的思维能力;⑤获取和评价信息的能力、传播信息的技能、计算机运用能力、利用信息灵活构建知识的能力;⑥自学能力。

4. 局限性　以问题为基础的教学法的不足之处是学生习得的知识不够系统,对教师的数量、质量,以及教学资源、条件、实习基地等有较高的要求,不利于推广。一般多用于临床前期课程或临床继续教育课程中。目前,以问题为基础的教学法已成为国内护理教育改革的一个主要课题。

5. 基本要求

(1)选取教材的全部或部分内容,教师先讲授总论及重点内容,基本概念作为过渡。

(2)有关专家或教师设计一定难度、能包含学习目标、有实用价值的 PBL 辅导材料预习。

(3)学生根据材料中的病案、理论思考题等提出一系列问题,分析、归纳出解答这些问题所需的相关基础知识、临床知识,制订学习计划。

(4)小组成员分工合作,利用各种工具自学并解决问题。

(5)小组内部讨论,学生分享信息。

(6)各小组将讨论结果带入课堂汇报和讨论。

(7)老师精讲和总结。

(三)致力于教育的病房

1. 概述　新加坡在临床护理教学中,注重专科护理人员的培训,实行了一种称为"致力于教育的病房"(dedicated education units,DEU)的临床护理教学模式。该模式是由南澳州福林得斯大学的教授提出。主要内容是指通过卫生医疗机构(医院、养老机构等)与高校进行合作教学,给专科护士营造一个适合学习的环境。DEU 既是一种护理教学模式,也是实实在在的疾病治疗与护理的病房,如医院的病区,通过高效的合作策略,营造出一个充分利用临床和高校师资,促进专科护士学习的理想的环境的过程。

2. 特点　其创新性地加强了高校与医疗机构间的合作,同时也加强了同年级层的学生间的关系,通过高年级护生帮助低年级护生,可以很快地融入到临床护理团队中。

3. 优点　通过密切的交流和合作,加强了理论与实践的结合,很大程度上完善了传统的临床护理教学模式。瑞士、加拿大、美国、新西兰等国已经将新颖的 DEU 应用到临床护理教学工作中。

4. 局限性　该模式的不足之处在于繁忙的理论学习和临床实践占用了很多时间,从而增加护生负担。

5. 基本要求

(1)合作性:高校与医疗机构之间紧密合作,相互信任与尊重,营造适宜教学的最佳环境,使学生和临床促进者拥有归属感。

(2)同伴间相互学习和教育:主要内容是将相似生理状况或有共同语言的人安排在一起分享信息、观念和行为技能来实现教育目标。其强调的是协作式的教学模式。

(3)注册护士与临床促进者共同参与教学:选用有教学意愿且有能力的临床护士作为学生的直接指导老师,通过与高校的关系,不断增强其教学能力,使临床护理师资得以充分利用。临床促进者充分支持带教并参与共同辅导学生。向学校课程组织者汇报工作并接受监督。

(四)床旁指导法

1. 概述　床旁指导法又叫床旁综合能力教学法。在临床环境中选择典型案例,让学生将所学的知识充分运用到临床实践中,有助于培养及提升学生临床分析问题和解决问题的能力。有学者将床旁教学定义为在患者面前进行的所有教学活动,不限地点在门诊、病房还是会议室。随着护理教学改革推进,床旁综合能力教学法已经越来越广泛地应用于临床教学,且在教育的早期阶段实施,被认为是提升护患沟通能力和临床技能的最有效的方法之一。

2. 特点　贴近"实战",将临床护理学理论知识、临床经验、最佳循证结论与实际病例相结合,在临床真实情境中针对患者健康问题进行评估、分析、决策和操作实践,在医院教学中最为常见。

3. 优点

(1)利于提升护理操作技能:床旁教学能促进带教老师进行规范性护理技术操作示范,同时利于学生专业技能的提高。随着先进的医疗设备、医疗用品的广泛使用及医疗护理事业的不断发展,专科新技术、新业务也不断开展,仪器的使用和应急处理、各检查项目的采样和指标解读、各种引流管的使用及伤口敷料的观察及护理、护理文件的书写及危重患者的护理等都常采取床旁示范和教学,这不仅可以提高老师的专业理论和各种操作技能,也可促进学生将理论知识和实践相结合,提高护理操作技能和规范护理行为。

(2)有利于提升沟通能力:床旁教学法使护士与患者家属密切接触,这样可以充分了解患者的情况,及时解决问题。在教学时,教会学生要有同情心和爱伤观念,认真倾听患者的倾诉,让学生了解安慰性语言的积极作用,注意语言和态度上体现对患者的关怀。老师和善可亲的表情、详细的健康知识、饮食指导,系统全面的专科知识,不仅能增强患者治疗的信心,还能调动学生们的学习热情,帮助学生掌握和运用护患沟通技巧,增强患者对护理人员的信任感。

(3)有利于提高临床带教老师的业务水平:床旁教学法要求带教老师既要有全面、系统的理论知识和先进的循证护理理念,还要有熟练、规范的操作技能等,对带教老师的要求非常高。因此,床旁教学法促进带教老师加强学习、更新观念、了解专科护理发展的新动向。

4. 局限性

(1)教学效果受患者的配合程度影响。

(2)受限于临床环境,教学时间不可持续太长。特别是床旁教学时,部分教学内容不能完全在患者面前呈现,因此讲授理论的全面系统性一般不如课堂授课深入。

5. 基本要求

(1)以整体护理为基本指导,在临床带教中,针对典型病例,强调以患者为中心的整体护理理念,开展病史的采集、护理查体、患者心理、家庭状况、社会支持系统,以及各种辅助检查资料收集,提出护理问题、实施护理措施,并给予入院介绍、饮食指导、生活护理、健康教育、出院指导。

(2)以临床问题为导向,以临床实践的专科护士为主体,围绕教学内容进行床旁教学互动,以问题启发专科护士思考和回答;鼓励专科护士实习时参与患者照护,积极与患者沟通,了解患者的心理及社会支持系统情况,并参与护理计划的制订和实施;通过和患者及家属的密切接触与交流,建立起良好的护患关系。

(五)参观法

1. 概述 参观法又称见习,是教师根据教学要求,组织学生到现场,观察、接触客观事物或现象,以获得新知识或巩固已学医学知识的一种教学方法。参观法是护理教育领域常用的教学方法。可分为三类。

(1)预备性参观:一般在讲授某一课程前先组织学生去参观有关事物,目的是为学生学习新课提供必要的感性经验,引起学生兴趣,如在讲授肺康复前组织学生实地参观结核病肺功室、呼吸康复门诊,了解呼吸功能锻炼的方法。

(2)并行性参观:指在讲授某一课程的进程中,为了使理论与实际更好地结合起来而进行的参观,如讲解气管镜配合操作时,带学生到内镜室见习气管镜配合操作的过程,并讲解护理要点。

(3)总结性参观:即讲完课后,组织学生对已讲过的内容进行实地参观,巩固课堂内容。

2. 特点

(1)适用于知识的浅层次认知,以及情感类教学目标的教学。

(2)参观法能有效地将教学与临床实际紧密联系起来,帮助学生更好地领会理解所学的书本知识。

(3)能拓宽学生的医学知识面、开阔眼界、激发求知欲。

(4)能帮助学生在接触临床护理实践中,接受生动的专业思想和职业道德教育。

3. 优点　使学生获得感性认识,利于知识的巩固和拓展。

4. 局限性　学生获得的知识较为浅显,未经深入讲授和实践操作,使得知识技能的掌握不够牢固。

5. 基本要求

(1)参观前做好准备工作,制订参观计划,让学生明确参观的目的、要求、步骤及注意事项。

(2)参观时注意引导学生有目的、有重点地进行观察,注意启发实践中的专科护士提出需要解决的临床问题,并给予解答。

(3)参观结束后进行小结,归纳概括参观心得,引导学生把参观的感性认识上升到理性认识。

(六)基于案例的教学方法

1. 概述　在临床医学领域,基于案例的教学方法(case based learning,CBL)是指在临床教师的指导下,就某一主题运用涵盖该主题知识点的典型真实临床案例,组织学生学习和讨论的一种教学方法。其核心是"以病例为先导,以问题为基础,以学生为主体,以教师为主导"的小组讨论式教学。其特点是打破学科界限,围绕问题编制综合课程,以提高学生学习的主动性,培养创新能力,提高学生获取新知识、有效运用知识解决新问题的能力为教学目标。案例教学的宗旨不是传授最终真理,而是通过一个个具体案例的讨论和思考,去激发学生的创造潜能,甚至不在乎能不能得出正确答案,真正重视的是得出答案的思考过程。在课堂上,每个人都需要贡献自己的智慧,都是参与者。学生一方面从教师的引导中增进对一些问题的认识并提高解决问题的能力,另一方面也从同学之间的交流、讨论中提高对问题的洞察力。

2. 特点

(1)可充分调动学生积极性:案例法教学是对传统教学的改革,它改变了长期以来老师惯用的"灌注式"教学,代之以实例、设问、分析,以及学生的共同参与,以其生动性、现实性充分调动学生的积极性,提高教学效果。

(2)可提高学生分析、解决实际问题的能力:在实例中锻炼学生,全面提高学生解决实际问题的能力。切实培养医学人才,避免纸上谈兵。

(3)可巩固理论知识:从教育学的观点看,案例法教学符合巩固性原则。它易于理解,有利于学生的记忆和激发学生的学习兴趣,有利于深化理论教学,巩固所学的理论知识。

3. 优点　以学生为中心的主动学习,利于培养临床思路,提高学习效率。

4. 局限性　教学效果与学生的自主学习能力、研究能力有较大关系;虽然案例教学法在临床教学中经常被采纳,但在案例选择、规范实施等方面尚无规范、系统的研究。

5. 基本要求

(1)选取典型病例:教师在选取案例过程中应注重典型性和代表性,并根据临床案例内容制定具有较强可行性的教学目标。

（2）按照教学目标罗列重要知识点：按照临床思路给出自学参考书目，以及循证医学证据（具体到页码）交予学生，用于课前预习。

（3）对于关键问题：准备好传授给学生的重要逻辑信息纲要，如从理论到实践、从基础到临床等。

（4）精心设计教学问题：临床案例教学法的实践应用对教师的个人能力具有一定要求，如在问题设计过程中，应重视问题的层次性和启发性，通过简单的问题逐渐引导学生思考，锻炼学生的逻辑思维能力并开阔视野。

（5）结合所选病例，设计临床思路推演引导方案，力求简洁实用：教师在开展课堂教学过程中发挥着重要作用，是以多重身份同时参与课堂中，包括教学的组织者、引导者、激励者，同时包括诊断和导向作用，在应用案例开展课堂教学过程中，教师应善于运用多样化分析方法，引导学生积极探讨发言，针对教学内容相互协调配合，不断补充知识内容，完善自身知识储备。

（6）启发型的概括总结：教师在进行案例教学法的总结归纳过程中，应针对临床案例中所涉及的临床诊断重点、难点、关键点展开进一步引申和研究，进而保证所有学生均能理解案例的内容，实现整体教学效果的显著提升。

（7）其他：准备教师提问要点，课后交给学生用于复习。

（七）角色扮演法

1. 概述　角色扮演法（role playing methods）是教师根据一定的教学要求，有计划地组织学生运用表演和想象情境，启发及引导学生共同探讨情感、态度、价值、人际关系及解决问题策略的一种教学方法。合理地应用生动的角色扮演法是提高护理教学效果的有效措施，学生主动参与课堂教学有助于提高学习的效率。学生在角色扮演中能及时地发现理论应用于实践之后所存在的问题，教师也能及时引导学生学习。角色扮演教学法能够深化学生对于护理专业知识的理解，提升学生的沟通能力和应对能力，最终达到互动学习、提升综合能力的目的。角色扮演法经过实践的检验，是值得在护理教学中推广的方法。

2. 特点

（1）运用角色扮演法可以检验学生在实践中解决和分析问题的能力：只有实践才能检验真理，学生只有在实践中才能感知自己的不足，避免学与用脱节。在角色扮演中，理论知识会融入情境中，抽象复杂的知识得到了更加灵活的表现。学生能通过不同的情境来反复验证自己得到的结论并熟练掌握。

（2）运用角色扮演法可以培养学生自主学习的能力：在传统的教学中，学生的学习方式十分被动，老师是课堂的主体，而学生只是参与者。在角色扮演中，学生成了教学的主体，通过扮演角色可以诱发学生对自我、对他人社会定位的思考，使得学生主动探究和查阅相关知识，并通过小组讨论和排练演出来主动地探索学与用的关系。在这个过程中，教师不再是主体，这种"学生为主，教师为辅"的课堂能够激发学生自主学习的积极性，使学生自发地钻研和思考。

（3）运用角色扮演法可以提升学生团队合作和沟通交流的能力：传统的课堂往往是学生与老师的交流，学生之间缺乏沟通交流，学生没有团队意识。而在未来的工作中，沟通交流是十分必要的事情。在有限的交流中，学生的思维得不到碰撞。在角色扮演中鼓励学生成立小组，并通过小组成员的沟通交流、团结合作来完成学习目标，这不仅加强了学生之间的流通和碰撞，也强化了学生团结协作、与人沟通的能力，这些能力在学生面对与患者的沟通时是十分重要的。

(4)运用角色扮演法可以强化学生的护理职业认识:学生仅仅掌握专科护理知识是不足以应对未来护理工作岗位上的挑战的。角色扮演有助于强化学生的职业认同,尽早地转换自己的身份和态度,将课堂当成模拟训练场,缩短课本与临床实践的距离,通过角色扮演法来使学生强化职业认知,使学生能够在进入岗位之前学会转换自己的身份,学会迅速进入自己的职业角色,达到临床护理的职业要求。

(5)角色扮演法的运用有利于改革传统教学模式:传统的教学模式最大的弊端就是学与用的不协调,以单一的课堂教学为教育方法,重理论轻实践。学生在枯燥、抽象的知识体系之下难以攻克难关,无法较好地运用所学理论解决实际问题。角色扮演情境法的引入改变了传统教学模式中的知识传授方式,将学生置于课堂的主体地位,以学生为主体,以主动学习来替代被动学习。

3. 优点 将丰富的教学内容融入各种有益的活动情境中,使学生在不知不觉、潜移默化中受到教育,获得真实的体验,形成正确的认识,发展积极的情感。

4. 局限性 存在传递信息不多、不快,培养动手能力不够的缺陷,有些教学内容不能靠角色扮演来掌握。

5. 基本要求

(1)参与角色扮演的人数一般 2～4 个,教师应事先确定并描述角色,创设的情境应尽可能真实。可根据不同教学内容,设计不同情境,指导学生自行编写小剧本,扮演患者、护士和医师等不同角色来学习相应的教学内容。

(2)在角色扮演法使用过程中,教师应注意对整个过程加以指导和控制。表演前,应指导学生学习和接受有关角色的知识;表演过程中,要指导学生投入情感,融入角色,并记录表演者的行为;表演结束后,要引导学生总结,启发学生将表演与现实联系起来,鼓励学生将所学知识应用于实践中。

(八)情境教学法

1. 概述 情境教学法(situational teaching methods)又称模拟教学。医学模拟教育是一门利用模拟技术设计高仿真模拟患者和临床情境来代替真实患者进行临床医学教学的学科,倡导以尽可能贴近临床的真实环境和更符合医学伦理学的方式开展教学和考核。其范围很广,从简单地模拟某个人体部位,到模拟整体患者、医疗环境,以及虚拟现实(virtual reality,VR)、增强现实(augmented reality,AR)技术。情境模拟教学法是指在某些环节的教学中,模拟实际工作的情况,设置身临其境的场景,把教学过程同"实际工作"融为一体,使学生在"实际工作"中学习知识、分析问题、解决疑难问题,从而提高教学效果的一种方法。它在很多领域早已应用,如空军飞行员的模拟飞行训练、火灾的应急预案演练、我国古代经络腧穴铜人模型等。在临床教学中,常用于临床技能和综合思维的培养。情境模拟教学常需要利用适当的模拟设备和建立适当规模的模拟实验室。主要形式包括:基础解剖模型、功能性任务训练模型、计算机辅助教学、标准化患者、生理驱动的多功能模型、3D VR/AR 教学辅助设备等。

2. 特点

(1)具体逼真、生动活泼的模拟情境,有利于激发学生兴趣,提高学生参与积极性。

(2)通过模拟各种临床真实情境,可以使学生体验到专业护理人员的角色、作用、处境、工作要领,能让学生接受一定的专业素养训练。

（3）经过模拟情境,可以减轻学生进入真实工作情境的焦虑情绪。

（4）为应对模拟情境中的事件,学生必须将所学的知识迁移到模拟情境中,有利于提高学生对实际问题的预测能力和解决问题的能力。

（5）学生可以从模拟活动得出的结果或结论中领悟到时间或事物的发展演变规律,帮助学生理解和巩固已学知识。

3. 优点　作为理论教学和临床实践的有效辅助,模拟教学具有无风险性、操作的可控性、团队合作性、能够全面提高学生的各项临床操作能力,以及培养敏捷、正确的临床思维等优势。

4. 局限性　情境模拟教学法的不足在于:由于学生的主要注意力集中于事件发生与发展过程中的模拟演练,容易忽略对深层次理论问题的思考,而且在模拟环境中提高的能力与实际环境中需要的能力仍然存在一定差距。

5. 基本要求　主要包括以下 9 步:①设计情境教学方案;②准备场景与器材;③公布情境课题与背景资料;④分配情境模拟的角色与演练任务;⑤情境演练准备;⑥情境演练实施;⑦情境效果(结论)验证;⑧教师讲评;⑨组织撰写情境演练报告。

（九）翻转课堂

1. 概述　翻转课堂(flipped classroom)又可称为"颠倒课堂",最早由美国教育工作者提出理论并应用,近些年传入我国。所谓翻转课堂,是指由大家所熟知的以教师为主体的传授课本知识的教学模式,转变成学生为课堂主导者的模式,充分发挥其在课堂上的学习积极性,让课堂成为学生与教师良性互动的平台。护理专业需要掌握的理论知识繁多、操作难度大,利用传统的教学模式很难调动专科护士学习的主观能动性进而无法保障教学质量。

2. 特点

（1）有利于培养学生的自主意识、合作意识、探究意识:学生的学习必须要有主动性、独立性、自控性、探究性。首先,要学会自己积极主动地学习,独立思考和解决问题,以及在学习中要发挥自觉的意识和反应,要对学习有计划、有安排;其次,要有合作意识和交往意识。

（2）有利于激发学生的创造精神:如专科护士的培养目标就是要培养出一批有创新精神、创造意识、创新能力的人才。翻转课堂的"线上"自主学习有利于学生主观能动性的发挥;"线下"的课堂互动是基于问题的开放式的讨论交流,是在一种积极的氛围中的团体互相激发的学习,学生可以就自己对问题的看法提出自己的见解,还有针对别人的观点提出疑问进行辩解,有利于学生打开思维,进行创造。

（3）有利于学生表达和沟通能力的提高:翻转课堂的"线下"课堂互动环节,是师生、学生之间基于问题的互动,是在一种和谐愉悦的氛围中的分享、交流、讨论。学生不仅要学会聆听别人的讲述,更主要的还是要学会表达自己的见解和与人进行沟通,有利于营造民主的课堂氛围和构建和谐、亲密的师生、同学关系。

3. 优点　利于提高学生学习的自主性,启发思考。

4. 局限性　教学效果与学生的自主学习能力密切相关,在系统性理论教学中效果显得不够确切,一般不适用于初学者。

5. 基本要求

（1）教师:以学定教。通常知识的学习包括两个步骤:知识的传递和知识的内化。传统的教学模式是先由教师在课堂上讲授,向学生传递知识,然后布置作业课后消化吸收巩固知识。翻转课堂则首先让学生在课前观看授课教师根据学习目标录制的教学视频,完成以前在课堂上的知识传递；而课堂上则通过协同完成作业、小组讨论、教师的个性化辅导、师生的质疑答疑来完成知识的内化吸收。这是一种"以学定教"的教学模式。

（2）学生：个性化协同学习。翻转课堂教学中学生的学习是一种个性化和协作式的学习。翻转课堂教学先是学生自己的自主学习，观看视频，然后带着疑问回到课堂进行互动式的协作交流讨论。

（3）课堂：师生主体交互对话。翻转课堂教学中课堂上的师生交流是师生主体交互对话。翻转课堂改变了以前传统课堂的教师独白式的交流方式，教师和学生之间彼此理解和尊重，实现了主体的平等对话，曾经的教师和学生之间的讲台屏障、心理隔阂会在教师走到学生之间，与学生热烈讨论而消失。护理教育者如何在教学中一方面加强专科护士知识和技能，另一方面加强临床思维能力的培养，建立完善的培养体系，对培养优秀的专科护士乃至临床护理工作者至关重要。基于此，要加强专科护士临床思维能力，在专科护士教学中采用思维导图教学法，培养思维和分析能力。

（十）护理教学查房

1. 概述　护理教学查房（teaching ward round of nursing）是一种以临床住院病例为基础的实践教学，以传授专科理论和技能、介绍护理实践经验和某种先进技术为主要内容，以整体护理为指导的护理查房，主要培养学生独立思考和临床思维能力。

2. 特点　通过提高参与者理论联系实践的能力和解决常见护理问题的能力，从而提高工作能力，进而更好地运用护理知识与手段促进患者康复，是专科护士在短暂的临床实习阶段将理论与临床实践相结合的重要途径，是培养专科护士对病例进行综合分析，运用评判性思维去观察、评估、批判、计划、评价的重要手段。

3. 优点

（1）对于学生：激发学习多学科知识的兴趣，提高临床工作综合应用能力、应急应变能力、分析问题及解决问题的能力。

（2）对于教师：提供临床新知识、新技术，开阔学生思路，提高学生健康宣教能力的一种重要教学方式。能体现临床教师的业务水平、指导能力和渊博学识。

（3）提高临床护理质量：护理查房是直接考查管床医师、责任护士职业责任心、护理水平、团队合作精神、服务质量的过程，是检验各级护理管理者、各级职称护士、各年资临床护士专业护理水平的最重要的形式之一。通过临床教学查房融洽护患关系，能让患者掌握相关卫生知识，主动配合治疗护理，提高护理质量。

4. 局限性

（1）护理查房的执行与规范性，在不同级别的医院差别较大，而护理查房的质量与重视程度，影响着临床护理质量的提高与发展。

（2）临床教师经验不足，主要对教学查房的目的、教学目标、基本模式，以及方法欠缺了解，容易搞成小课堂形式。

（3）需要患者充分配合，实施前要充分征得患者同意，同时要注意保护患者隐私。

5. 基本要求

（1）组织护理教学查房前，教师要有充足的准备：深入病房挑选典型病例，要选择临床常见的、多发的案例，尽量选用近期专科护士接触的临床案例，所选案例要有完善的辅助检查资料和翔实的诊疗过程记录。

（2）设计和确立问题：教师对挑选的病例进行案例设计，把在护理中易出现、需纠正的问题，以及一些不确定因素或干扰因素隐藏在案例中，密切结合教学目标和教学内容，问题具有足够的开放性、启发性，能适应专科护士的认知特点和思维水平。

（3）专科护士临床实践准备：专科护士临床实践时要查阅资料，教师将案例与问题提前一周告知专科护士，指导专科护士通过各种途径获取所需要的资源，熟悉患者情况。每位实践中的专科护士均应积极参与，踊跃发言，不断提高专业知识及护理水平。

（4）环境准备充分：清理陪护、充分解释、获得患者和家属的同意。

第2章

结核病专科护士应具备的素质

第一节　结核病专科护士的角色

专科护理是在基础护理的基础上,结合专科疾病的特点及专科医疗护理需要进行的,具有专科特色的护理工作。近年来,随着医学的发展,专科分化越来越细。专科护理也相应地向纵深发展,专科护理具有专业性强、操作复杂、高新技术多的特点,对临床护士提出了更高的要求。

1. 结核病专科护士概念　结核病专科护士是经过系统的理论与实践培养,具备结核病领域深厚的理论知识与技能,能处理/协助护士处理临床疑难问题的注册护士。

2. 资格准入标准

(1)结核病专科护士须在结核病专科领域工作 5 年以上,中级以上职称,本科及以上学历。

(2)拥有卓越的专科知识及娴熟的技能,具备英语水平/查阅外文的能力,有很强的沟通协作能力、教育培训能力及科研创新能力专业素质:对专业感兴趣,富有爱心,责任感强。

3. 结核病专科护士的角色

(1)临床实践者:为住院患者提供直接或间接护理,专科知识丰厚,掌握专科顶尖技术,能利用专业评估,解决结核病护理领域复杂、疑难问题,对危重患者进行个案管理;能为门诊或出院患者提供系统支持。

(2)教育者:系统评估患者及其家属需求,针对性地进行健康教育,确保健康教育效果;能通过多种方式支持、培养临床护理人员,促进专业发展。

(3)咨询者:通过门诊、会诊等方式为患者及医务人员提供建议。

(4)协调者:具备较强的沟通协调能力,能充分协调医师、护士、患者之间的关系,并促进多学科团队的交流与合作。

(5)管理者:协助管理者制定专科实践标准,促进护理质量不断改进。

(6)研究者:具备较好的评判性思维,能及时发现并分析肿瘤护理领域相关问题,引导或组织科研,促进研究成果的临床运用,引领专业发展。

第二节　结核病专科护士应具备的素质

近年来,我国结核病患者数较多,有逐渐上升趋势,形势不容乐观。肺部结核感染是结核最常见的感染部位之一，临床主要表现为低热、盗汗、乏力、咳嗽、咳痰、咯血等，对患者生命健康造成严重威胁。结核患者需长期使用抗结核药物，药物不良反应较为多见，药物治疗依从性不高，对护理工作是一个较大的挑战。结核感染主要通过呼吸道传播，护理人员是接触结核患者最多的医疗工作人员，感染结核杆菌的风险较大，尤其是繁重的护理工作使得护士感染的风险升高。

1. 身体素质　主要包括体质、体力、体能、体型和精力，是结核科专科护士最基本的素质，没有健全的体魄和良好的身体素质，就失去了事业成功最起码的条件。

2. 政治素质　结核科专科护士要具备对护理事业和结核科专科工作的热爱和献身精神，培养较强的事业心和责任感，不断提高自身的政治思想素质和道德品质修养。

3. 知识素质　结核科专科护士要具备医学、护理等区别于其他领域的理论知识和技术方法，还要掌握现代专科科学知识及与护理相关的社会、人文科学知识，以适应高速发展的、日趋复杂的综合性护理工作的需要。

4. 能力素质　能力是专科护士把各种理论和业务知识应用于实践，解决实际问题的本领，是专科护士从事护理工作必备的、直接影响工作效率的基本素质，包括技术能力、人际能力和概念能力。专科护士的发展重点是发展技术能力。

5. 心理素质　良好的心理素质是指心理健康或具备健康的心理，能够帮助专科护士在面对繁重的工作时保持稳定的情绪和工作热情。结核病科是传染病房，优秀的结核科专科护士要学会注意克服挫折和偏见等负面心理，注意培养、增强优良的事业心、责任感和创新意识等心理素质。

第三节　结核病专科护士培养

1. 加强专科理论知识学习　通过讲课、查房、病案讨论、科研学术活动等形式，组织护理人员学习掌握本科室疾病护理常规、健康教育的内容，学习相关疾病的基本理论，如专科疾病的诊断、检查、治疗方法、病情及治疗用药观察等，做到能结合患者实际、灵活正确地运用指导护理工作，防止盲目机械执行。

2. 组织专科护理技术训练　要求护理人员熟练掌握本科室各项专科护理技术，熟知各项专科护理技术操作的基本原理、方法及原则，了解其目的和意义，熟练掌握本科室疾病的特点和护理方法，各种仪器的使用、保养等护理技术操作，准确执行医嘱，提高工作效率及护理质量。

3. 树立以患者为中心的整体护理思想　护理人员要有严谨求实的作风，认真地执行护理常规，掌握患者的整体情况，运用护理程序，开展健康教育和自我保健指导，满足患者对护理服务的需求，预防并发症的发生。注意与医师、其他相关科室的协作关系，以利于工作的顺利开展。

4. 做好精密、贵重、特殊仪器的保养　对专科仪器设备做到专人保管、定点存放、定时维修、保持性能良好，以备急用，并制订详细的使用步骤、操作规程，建立相应的规章制度，妥善管理。

5. 建立健全质量评价体系和规章制度　完整的质量评价体系和制度是提高专科护理水平的重要保证。各层次护理人员既要参与实际护理工作，又要善于发现问题，重视实践经验的积累及创新,不断进行护理研究,发展专科护理。

第四节 结核病专科护士专业化发展

结核病房是较为特殊的病房,该病房的医护人员与患者接触时间较久,也具有一定程度的责任与风险,对于护理人员,不仅要让其了解医院的基本概况,精通护理知识、掌握护理技能,还要有爱岗敬业的职业素养,能够做到认真履行护理岗位职责,以患者为服务中心。因此,加强对护理人员的护理风险管理与培训,保障其在临床护理工作中的护理安全极为重要。

1. **组建教学培训团队** 由科室护士长担任组长,科室教学组长担任副组长,其余成员由工作经验5年以上、本科学历、具有护师职称、良好业务技能且善于沟通的护士组成。由副组长协助组长制订护理人员培训内容及培训方案,并对培训内容进行审核,为组员分配各自的培训任务,组长与副组长全程参与并监督,确保能够顺利完成培训任务。

2. **规范护理过程** 由护士长夜查房、每周进行一次科室行政查房及每月进行一次片区护理质量检查,护理部每个季度都要进行护理质量检查。定期对护理质量进行分析,对不足之处进行纠正。每个月对患者进行一次护理满意度调查,以便了解护理人员的工作态度及护理水平。

3. **分段式护理培训** 护理人员培训分3个阶段。第一阶段由培训组成员一对一进行跟班教学,带护士熟悉工作环境及工作内容、掌握各班次的工作流程以及护理注意事项;第二阶段进行理论与实践操作学习,包括护理态度、理论知识、操作水平、法律观念等培训,在实践过程中有小组成员进行从旁指导;第三阶段进行病理探讨,由组长与副组长提前挑选病房典型病例,安排好具体的查房时间以及查房内容,由组长带领护理人员参与临床护理查房,巩固所学的知识。副组长带领护理人员准备资料,查房结束后对病例进行分析探讨,运用所学知识对患者进行全面的评估并制定护理计划。

4. **加强护理人员的心理知识培训** 观察患者的心理变化,分析患者产生不良心理情绪的原因,对患者要用亲切、温和的态度进行沟通与心理疏导,帮助患者建立康复信心,对患者进行健康教育,减轻患者焦虑、抑郁等心理负担。

5. **加强护理人员的职业素养** 护理人员的职业道德直接影响着患者的生命健康。重视护理记录管理,护理记录如果不及时、不准确,发生漏记、差别记录等现象就容易造成医疗纠纷,要求护理人员重视对待护理记录,认真书写,切忌潦草和涂改,保持记录的真实性与完整性。

6. **加强防护措施准备** 结核病传播方式主要是呼吸道传播,护理人员在日常工作中要做好防护措施,注意戴口罩,减少咳嗽、打喷嚏等经飞沫传播的危险,还要注意戴手套避免接触到患者的血液及其他体液。做好室内通风及消毒工作,提高护理人员风险意识。

第 3 章

结核病专科护理操作

第一节　穿脱隔离衣技术

一、穿脱隔离衣护理技术规范

工作目标	工作规范要点	结果标准
1. 防止传染病原体的传播 2. 保护患者及医护人员免受病原体的侵袭	1. 隔离患者所需物品应准备齐全,穿隔离衣后不得到清洁区拿取物品 2. 穿隔离衣系衣领带时,勿使衣袖触及面部、衣领及工作帽 3. 挂在半污染区的隔离衣,清洁面朝外,不得使衣袖露出或衣边污染面盖过清洁面 4. 挂在污染区的隔离衣,污染面在外 5. 隔离衣应每天更换,如有潮湿或污染,应及时更换 6. 脱隔离衣时要注意不可污染手及手臂,弃去的隔离衣,应遵循"内侧翻向外"的原则,将隔离衣卷好投入污衣袋里	1. 护士操作严格遵循无菌原则 2. 护士操作过程规范、准确

二、穿脱隔离衣技术标准操作流程

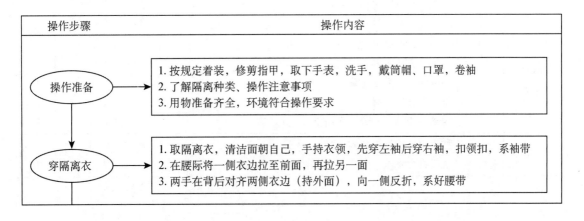

操作步骤	操作内容
操作准备	1. 按规定着装,修剪指甲,取下手表,洗手,戴筒帽、口罩,卷袖 2. 了解隔离种类、操作注意事项 3. 用物准备齐全,环境符合操作要求
穿隔离衣	1. 取隔离衣,清洁面朝自己,手持衣领,先穿左袖后穿右袖,扣领扣,系袖带 2. 在腰际将一侧衣边拉至前面,再拉另一面 3. 两手在背后对齐两侧衣边(持外面),向一侧反折,系好腰带

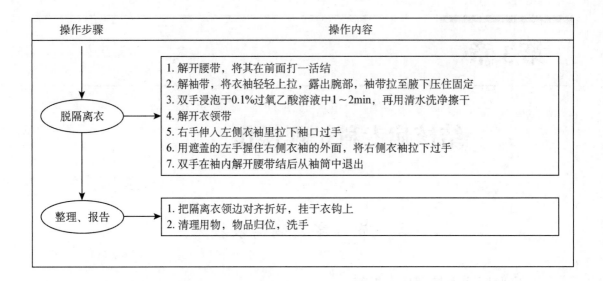

操作步骤	操作内容
脱隔离衣	1. 解开腰带，将其在前面打一活结 2. 解袖带，将衣袖轻轻上拉，露出腕部，袖带拉至腋下压住固定 3. 双手浸泡于0.1%过氧乙酸溶液中1～2min，再用清水洗净擦干 4. 解开衣领带 5. 右手伸入左侧衣袖里拉下袖口过手 6. 用遮盖的左手握住右侧衣袖的外面，将右侧衣袖拉下过手 7. 双手在袖内解开腰带结后从袖筒中退出
整理、报告	1. 把隔离衣领边对齐折好，挂于衣钩上 2. 清理用物，物品归位，洗手

三、穿脱隔离衣技术评分标准

项目	标准分值	质量标准	评分等级 A	B	C	D
准备	4	着装符合要求，剪指甲、洗手、戴口罩	4	3	2	1
	4	卷衣袖至肘上，取下手表	4	3	2	1
	5	需隔离的环境符合要求	5	4	3	2
穿隔离衣	3	检查隔离衣完整性	3	2	1	0
	4	拿取隔离衣方法正确	4	3	2	1
	9	穿衣袖方法正确，不污染	9	7	5	3
	8	系好领扣，无污染工作帽和颈面部	8	6	4	0
	6	扎袖口方法正确，无污染	6	4	2	0
	6	后襟对齐折叠方法正确，无污染	6	4	2	0
	4	腰带打结方法正确，无污染	4	3	2	1
	3	里面工作服不外露	3	2	1	0
脱隔离衣	4	解腰带、衣扣方法正确	4	3	2	1
	6	解袖口方法正确，无污染	6	5	3	1
	6	手浸泡消毒方法正确	6	5	3	1
	3	解衣领方法正确	3	2	1	0
	5	脱袖方法、顺序正确，无污染	5	4	3	2
整理	6	按要求整理好隔离衣，挂好	6	4	2	1
	4	洗手符合要求	4	3	2	1

（续　表）

项目	标准分值	质量标准	评分等级			
			A	B	C	D
关键缺陷扣分	—	清洁面与污染面混淆	1	2	3	4
整体印象	3	技术熟练，符合操作规程	3	2	1	0
	3	不污染清洁面	3	2	1	0
	4	全程 5min，超时 1min 扣 2 分	4	3	2	1
总分	100					

四、教学重点、难点

1. 随着医院工作环境和条件的不断完善和护理严密隔离患者的需要，隔离衣应尽量使用一次后更换，或使用一次性隔离衣。

2. 取隔离衣时应区分清洁面和污染面。

3. 保持衣领清洁，系、解领扣时污染的袖口不可触及面部、衣领和帽子。

4. 穿好隔离衣后双臂应保持在腰部以上，视线范围内。

5. 隔离衣不得有破损，须大小合适，要将工作服完全遮住。

6. 穿着隔离衣不得进入清洁区。

7. 隔离衣至少每日更换一次，如有潮湿或污染应立即更换。

8. 隔离衣若挂在半污染区，应清洁面朝外；若挂在污染区，应污染面向外。

9. 脱隔离衣时要注意衣袖不可污染手及手臂，弃去的隔离衣，应遵循内侧翻向外的原则，将隔离衣卷好投入污衣袋里。

第二节　结核菌素试验护理技术

一、结核菌素试验护理技术规范

工作目标	工作规范要点	结果标准
遵医嘱准确为患者进行皮内注射，确保患者安全	1. 遵循查对制度，符合无菌技术、标准预防、安全给药原则 2. 药液准备，注射药液现用现抽，剂量准确 3. 告知患者操作目的及注意事项，取得配合 4. 评估患者注射部位皮肤情况，正确选取注射部位 5. 告知患者注射后避免沾水及揉搓，72h 观察结果 6. 密切观察患者反应，如有不适及时处理 7. 掌握结核菌素试验结果判定标准	1. 患者及家属知晓结核菌素试验的目的及注意事项 2. 护士操作过程规范、准确

二、结核菌素试验护理技术标准操作流程

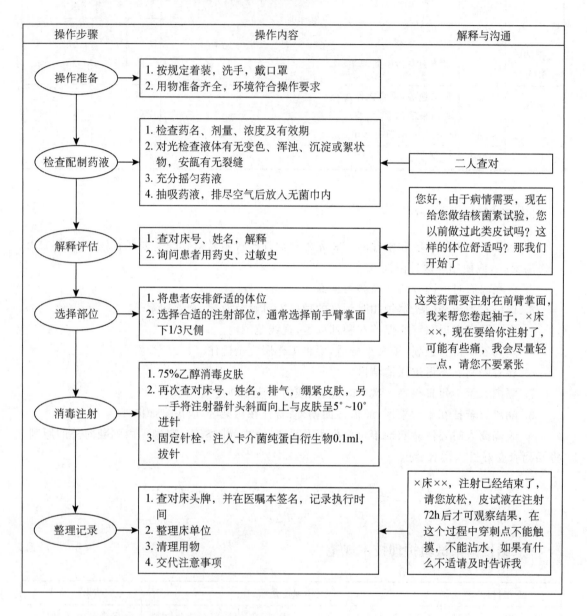

三、结核菌素试验护理技术评分标准

项目	标准分值	质量标准	评分等级			
			A	B	C	D
准备	3	着装符合要求,剪指甲、洗手、戴口罩	3	2	1	0
	3	物品准备齐全,放置合理	3	2	1	0
	4	了解药物过敏的观察	4	3	2	1

（续　表）

项目	标准分值	质量标准	评分等级			
			A	B	C	D
备药	3	严格查对,检查药物质量符合要求	3	2	1	0
	4	割锯、消毒、折断安瓿方法正确	4	3	2	1
	3	吸取药物手法正确,吸尽药液,排尽空气	3	2	1	0
解释	3	严格查对	3	2	1	0
	3	解释得当,与患者沟通语言文明、态度好	3	2	1	0
	4	详细询问过敏史	4	3	2	1
消毒注射	4	注射部位准确,体位合适	4	3	2	1
	4	消毒皮肤范围规范	4	3	2	1
	3	再次查对患者	3	2	1	0
	3	持注射器手法正确	3	2	1	0
	5	进针角度、深度、速度适宜	5	4	3	2
	5	剂量准确,皮丘符合标准	5	4	3	2
	3	注射后查对	3	2	1	0
	4	72h 观察	4	3	2	1
	3	拔针后不按揉局部	3	2	1	0
	5	向患者交代注意事项正确	5	4	3	2
判断	6	判断皮试结果正确	6	5	4	3
整理	2	整理患者床单位	2	1	0	0
	4	查对记录符合要求	4	3	2	1
	4	妥善清理用物,洗手	4	3	2	1
关键缺陷扣分	—	皮丘过深,结果判断不准确	10	20	30	40
整体印象	3	动作轻巧、技术熟练,符合操作规程	3	2	1	0
	3	体现人文关怀,注意与患者的沟通	3	2	1	0
	4	全程 15min,超时 1min 扣 2 分	4	3	2	1
提问	5		5	4	3	1
总分	100					

四、教学重点、难点

将小剂量卡介菌纯蛋白衍生物注射于表皮与真皮之间,常用于判定人体是否感染过结核杆菌。

1. 物品准备:包括皮试液、1ml 注射器、75％乙醇、棉签、砂锯、无菌纱布、弯盘、皮试卡、小治疗盘内加无菌巾、手消毒液。

2. 勿用碘酒等有色消毒剂,嘱患者勿揉搓及覆盖注射部位,穿刺点不能沾水,以免影响观察结果。

3. 进针时针头与皮肤呈 5°～10°刺入皮肤。

4. 询问用药史、过敏史、家族史和食物过敏史。皮试需 72h 后才可观察判断结果。

5. PPD 试验的观察,PPD 试验后 72h 观察结果,以局部皮肤浸润(硬结)的大小为准,试验结果的判断标准如下。

阴性(一):无硬结或局部皮肤轻度发红。

可疑(±):硬结平均直径5mm以内。

阳性(十):硬结平均直径5～9mm。

阳性(十十):硬结平均直径10～19mm。

阳性(十十十):硬结平均直径20mm以上。

阳性(卌):局部出现水疱、溃疡、坏死。

第三节 痰标本采集护理技术

一、痰标本采集护理技术规范

工作目标	工作规范要点	结果标准
1. 严格遵守无菌操作原则 2. 能及时正确留取痰标本,痰标本具有代表性且痰液量适宜	能自主咳痰患者痰标本留取 1. 准备用物:纸巾、痰盒、水杯、白开水 2. 解释留取痰标本的意义及注意事项 3. 协助患者采取合适卧位 4. 协助患者漱口 5. 嘱患者轻咳,弃去第一口痰液 6. 协助患者咳出深部痰液,留取标本	1. 留取痰标本的方法正确 2. 留取的痰标本符合要求,及时送检

二、痰标本采集护理技术标准操作流程

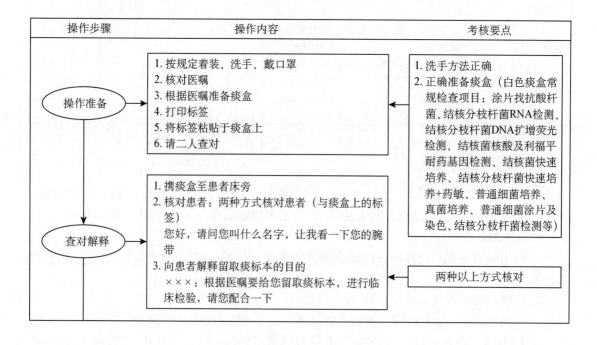

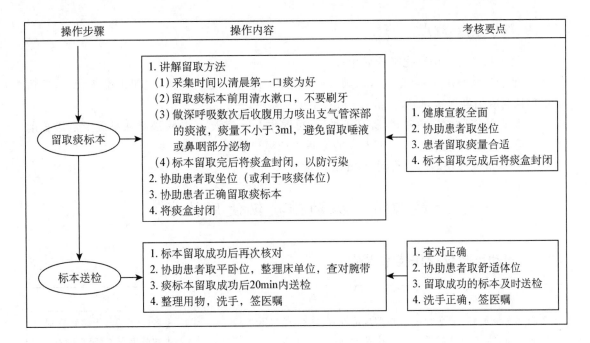

操作步骤	操作内容	考核要点
留取痰标本	1. 讲解留取方法 (1) 采集时间以清晨第一口痰为好 (2) 留取痰标本前用清水漱口, 不要刷牙 (3) 做深呼吸数次后收腹用力咳出支气管深部的痰液, 痰量不小于 3ml, 避免留取唾液或鼻咽部分泌物 (4) 标本留取完后将痰盒封闭, 以防污染 2. 协助患者取坐位 (或利于咳痰体位) 3. 协助患者正确留取痰标本 4. 将痰盒封闭	1. 健康宣教全面 2. 协助患者取坐位 3. 患者留取痰量合适 4. 标本留取完成后将痰盒封闭
标本送检	1. 标本留取成功后再次核对 2. 协助患者取平卧位, 整理床单位, 查对腕带 3. 痰标本留取成功后20min内送检 4. 整理用物, 洗手, 签医嘱	1. 查对正确 2. 协助患者取舒适体位 3. 留取成功的标本及时送检 4. 洗手正确, 签医嘱

三、痰标本采集护理技术评分标准

项目	标准分值	质量标准	评分等级 A	B	C	D
操作准备	20	按规定着装、洗手、戴口罩	7	5	4	2
		核对医嘱,根据医嘱准备痰盒	4	2	1	0
		打印条形码、将标签粘贴于痰盒上	5	3	2	1
		请二人查对	4	3	2	0
解释查对	15	携痰盒至患者床旁	3	2	1	0
		核对患者:两种方式核对患者(与痰盒上的标签)	8	6	4	2
		向患者解释留取痰标本的目的	4	3	2	1
留取痰标本	45	讲解留取方法: 采集时间以清晨第一口痰为好	5	3	2	1
		留取痰标本前用清水漱口,不要刷牙	5	3	2	1
		做深呼吸数次后收腹用力咳出支气管深部的痰液,痰量不小于 3ml,避免留取唾液或鼻咽部分泌物	10	8	6	4
		标本留取完后将痰盒封闭,以防污染	5	4	3	2
		协助患者取坐位、协助患者正确留取痰标本	10	8	6	4
		将痰盒封闭	10	8	6	4
标本送检	20	标本留取成功后再次核对	4	2	1	0
		协助患者取平卧位,整理床单位,查对腕带	6	4	2	0
		痰标本留取成功后 20min 内送检	5	4	3	2
		整理用物,洗手,签医嘱	5	2	1	0
总分	100					

四、教学重点、难点

1. 痰少患者可采用雾化吸入后留痰。

2. 难于自然咳痰、不合作或人工辅助呼吸的患者,给予适当卧位,先叩击患者背部,然后将集痰器与吸引器连接,抽吸痰液 2～5ml 于集痰器内。

3. 检查结核分枝杆菌时,为提高阳性率,可收集 24h 痰液,24h 痰液是从早晨 7 点进食前漱口后第一口痰开始留取,至次日晨 7 点未进食前漱口后第一口痰结束。

4. 标本留取成功后再次查对,20min 内送检。

第四节　振动排痰仪使用技术

一、振动排痰仪操作技术规范

工作目标	工作规范要点	结果标准
改善肺部血液循环,增强呼吸肌力和效力产生咳嗽反射,提高含氧水平,有效清除呼吸系统分泌物,保持呼吸道通畅	1. 按照规范着装、洗手、戴口罩 2. 至少两种方法查对患者 3. 评估患者病情,向患者清楚解释取得配合,协助患者摆好体位 4. 接通电源,并检查振动排痰仪功能 5. 将振动排痰仪放患者床边安全的位置 6. 穿戴胸带气囊 7. 调节适合患者的频率及压力 8. 治疗过程中密切观察患者的生命体征	1. 患者(或家属)能够知晓护士告知的事项,对服务满意 2. 护士操作过程规范、准确

二、振动排痰仪标准操作流程

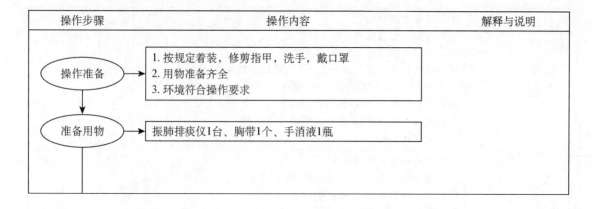

操作步骤	操作内容	解释与说明
操作准备	1. 按规定着装,修剪指甲,洗手,戴口罩 2. 用物准备齐全 3. 环境符合操作要求	
准备用物	振肺排痰仪1台、胸带1个、手消液1瓶	

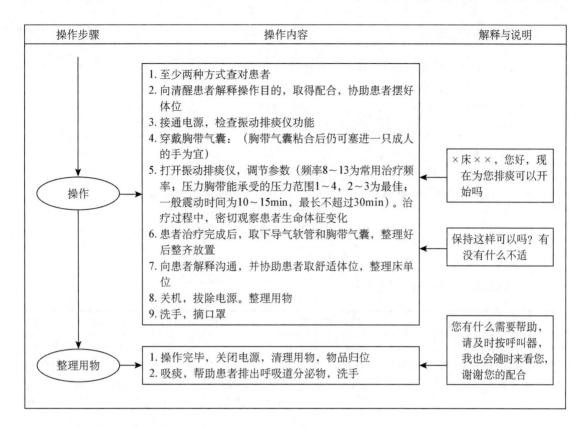

三、振动排痰仪评分标准

项目	标准分值	质量标准	评分等级			
			A	B	C	D
准备 （10分）	5	着装符合要求,剪指甲、洗手、戴口罩	5	4	3	1
	5	物品准备齐全放置合理	5	4	3	1
解释评估 （10分）	5	两种方式核对患者身份	5	4	3	1
	5	解释得当,与患者沟通语言文明、态度和蔼	5	4	3	1
评估患者 （30分）	10	评估患者病情、自理能力、皮肤情况	10	8	6	2
	10	评估振动排痰仪性能	10	8	6	2
	10	评估患者意愿	10	8	6	2
协助排痰 （30分）	10	时间、频率及方式选择正确	10	8	6	2
	10	关心患者,询问其反应,观察生命体征	10	8	6	2
	10	告知患者正确的咳嗽、咳痰方法	10	8	6	2
整理 （10分）	5	整理患者床单位,协助患者取舒适卧位	5	4	3	1
	5	妥善清理用物,洗手	5	4	3	1
提问 （10分）	10					
总分	100					

四、教学重点、难点

1. 患者如有下列情况，应禁止使用振肺排痰仪。

（1）皮肤及皮下感染。

（2）胸肺部肿瘤及创伤。

（3）肺结核、肺脓肿、气胸、肺部血栓、肺出血及咯血。

（4）凝血机制异常。

（5）不能耐受振动的患者，如心肌梗死、心律失常、极度衰弱等。

2. 操作过程中，注意观察患者的生命体征，如有异常立即停止操作。

第五节 动脉采血技术

一、动脉采血护理技术规范

工作目标	工作规范要点	结果标准
遵医嘱，准确为患者动脉采血，操作规范，确保患者安全	1. 遵循查对制度，符合无菌技术 2. 告知患者，做好准备。根据情况选择采血部位 3. 告知患者采血时注意事项，取得患者的配合 4. 避免反复多次在一个部位穿刺及采血毕正确按压采血部位，以免形成血肿 5. 采血时要严格隔绝空气	1. 患者知晓相关注意事项，对护士服务满意，并积极配合 2. 护士操作规范、准确，做到一针见血

二、动脉采血技术标准操作流程

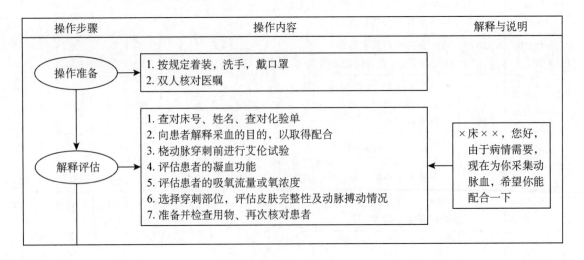

操作步骤	操作内容	解释与说明
操作准备	1. 按规定着装，洗手，戴口罩 2. 双人核对医嘱	
解释评估	1. 查对床号、姓名、查对化验单 2. 向患者解释采血的目的，以取得配合 3. 桡动脉穿刺前进行艾伦试验 4. 评估患者的凝血功能 5. 评估患者的吸氧流量或氧浓度 6. 选择穿刺部位，评估皮肤完整性及动脉搏动情况 7. 准备并检查用物、再次核对患者	×床××，您好，由于病情需要，现在为你采集动脉血，希望你能配合一下

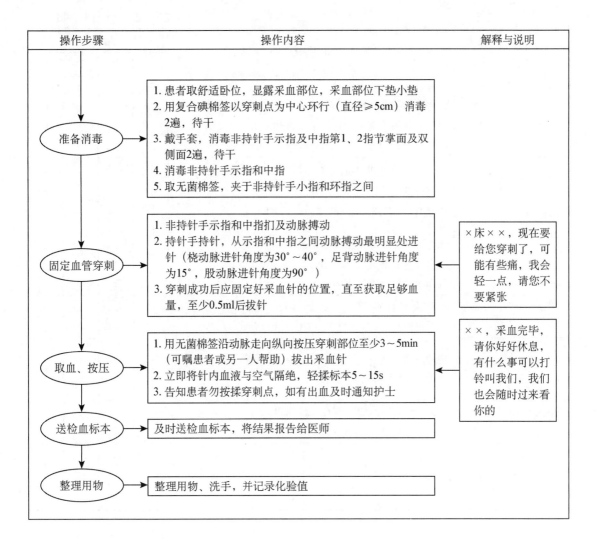

操作步骤	操作内容	解释与说明
准备消毒	1. 患者取舒适卧位，显露采血部位，采血部位下垫小垫 2. 用复合碘棉签以穿刺点为中心环行（直径≥5cm）消毒2遍，待干 3. 戴手套，消毒非持针手示指及中指第1、2指节掌面及双侧面2遍，待干 4. 消毒非持针手示指和中指 5. 取无菌棉签，夹于非持针手小指和环指之间	
固定血管穿刺	1. 非持针手示指和中指扪及动脉搏动 2. 持针手持针，从示指和中指之间动脉搏动最明显处进针（桡动脉进针角度为30°～40°，足背动脉进针角度为15°，股动脉进针角度为90°） 3. 穿刺成功后应固定好采血针的位置，直至获取足够血量，至少0.5ml后拔针	×床××，现在要给您穿刺了，可能有些痛，我会轻一点，请您不要紧张
取血、按压	1. 用无菌棉签沿动脉走向纵向按压穿刺部位至少3～5min（可嘱患者或另一人帮助）拔出采血针 2. 立即将针内血液与空气隔绝，轻揉标本5～15s 3. 告知患者勿按揉穿刺点，如有出血及时通知护士	××，采血完毕，请你好好休息，有什么事可以打铃叫我们，我们也会随时过来看你的
送检血标本	及时送检血标本，将结果报告给医师	
整理用物	整理用物、洗手，并记录化验值	

三、动脉采血技术评分标准

项目	标准分值	质量标准	评分等级 A	B	C	D
操作准备 （6分）	3	按规定着装，洗手，戴口罩	3	2	1	0
	3	双人核对医嘱	3	2	1	0
解释评估 （17分）	5	严格查对	5	4	3	2
	5	解释得当，与患者沟通语言文明，态度好	5	4	3	2
	3	穿刺部位的选择	3	2	1	0
	4	检查用物、再次核对	4	2	1	0

（续　表）

项目	标准分值	质量标准	评分等级			
			A	B	C	D
准备消毒 （10分）	2	患者取合适体位	2	1	0	0
	3	消毒穿刺部位正确	3	2	1	0
	3	用复合碘棉签消毒非持针手示指和中指	3	2	1	0
	2	取棉签，夹于非持针手小指和环指之间	2	1	0	0
穿刺、按压 （40分）	5	非持针手示指和中指扪及动脉搏动并固定好	5	4	3	2
	5	穿刺角度正确	5	4	3	2
	10	成功穿刺	10	8	6	4
	10	取血量足够	10	8	6	4
	3	无菌棉签按压穿刺点方法正确	3	2	1	0
	5	采血针内血液与空气隔绝	5	4	3	2
	2	告知患者按压方法正确	2	1	0	0
送检 （4分）	3	核对、贴好标签	3	2	1	0
	1	立即送检	1	0	0	0
整理用物 洗手 （5分）	3	整理用物	3	2	1	0
	2	洗手、记录化验值	2	1	0	0
整体印象 （10分）	5	动作轻巧，技术熟练，符合操作规程	5	3	2	1
	5	爱伤观念强，注意保暖，与患者沟通到位	5	3	2	1
提问 （8分）	8		8	6	4	2
总分	100					

四、教学重点、难点

动脉血气分析可监测有无酸碱平衡失调、缺氧和二氧化碳潴留，判断急慢性呼吸衰竭的程度，为诊断和治疗呼吸衰竭提供可靠依据。

1. 物品准备包括：采血针、治疗巾、棉签、复合碘、条形码。

2. 避免在一个部位反复多次穿刺，以免形成血肿。

3. 采血时，需严密隔离空气，一旦气泡进入血液标本内，应尽快排尽，否则影响检查结果。

4. 采血后，应立即送检。如不能立即送检，应将血标本保存在 0～4℃ 的冰箱内，但时间最长不能超过 2h，以免影响结果观察。

5. 一般采集动脉血气标本，应在患者停止吸氧 30min 后进行。如不能停止吸氧者，应在申请单上注明吸氧浓度；使用机械通气患者应记录通气模式、氧浓度、呼吸频率、通气量等呼吸机的参数及患者生命体征。若患者凝血功能异常，采血后应延长压迫时间，以防出血。

第六节 血培养标本采集护理技术

一、血培养标本采集护理技术规范

工作目标	工作规范要点	结果标准
1. 严格遵守无菌操作原则 2. 尽可能在最佳采血时机采集血标本 3. 采血的方式部位和采血量准确 4. 采集的血标本的套数及数量符合要求 5. 贴好标签及时送检	1. 普通血培养标本留取 　最佳采血时机:抗菌药物使用前及寒战和高热初起时 　准备用物:血培养瓶、静脉采血针、注射器、棉签、消毒用物、止血带、无菌剪刀 　解释留取血标本的意义及注意事项 　协助患者采取合适卧位 　一套血培养应该包括至少 1 个需氧培养瓶和 1 个厌氧培养瓶 　在寒战—升温之间采血 20ml,分装两个瓶内,各分配 10ml,当采血量不足 20ml,应先注入需氧培养瓶,这样首先满足需氧培养瓶的采血量,可以更好地分离出真菌、假单胞菌、窄食单胞菌 　从静脉采血,不建议从动脉采血。一个静脉穿刺点只能采集一套血培养,采集第 2 套血培养,应选择第 2 个静脉穿刺点,同样的方式采集 　常规血培养不宜从静脉导管或静脉留置装置取血,除非怀疑导管相关血流感染 　若必须从导管处取血,不要弃去初段血,不用抗凝药 　血培养瓶上应标注内容应包括:患者基本信息,采血时间和采血位置,不要把标签贴在条形码上,否则仪器无法识别 　血培养瓶常温保存,无须冷藏;接种标本后请立即送到实验室上机检测,如果是夜班采集标本,可以放室温保存 2. 怀疑导管相关血流感染血标本的留取方法 　导管仍需留置:导管采血 1 套＋外周静脉采血 1～2 套,在培养瓶上标注采血的时间和部位("导管"或"外周静脉") 　导管可拔出:两个部位采集外周静脉血各 1 套＋无菌方法剪 5cm 长的导管尖端	1. 护士留取血培养标本的方法正确 2. 护士留取的血培养标本符合要求,及时送检

二、血培养标本采集护理技术标准操作流程

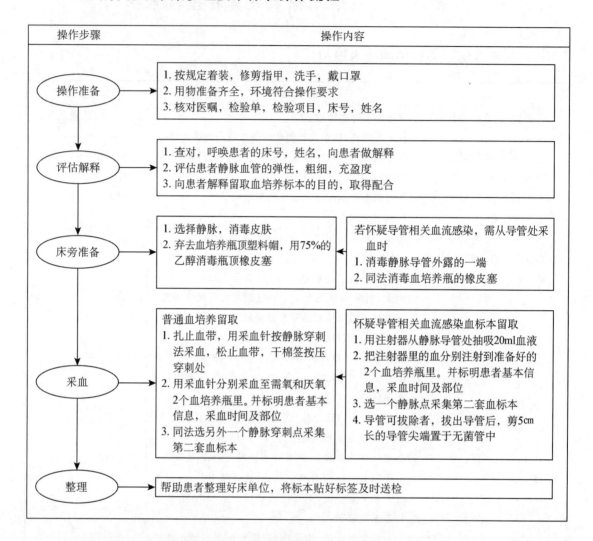

操作步骤	操作内容
操作准备	1. 按规定着装，修剪指甲，洗手，戴口罩 2. 用物准备齐全，环境符合操作要求 3. 核对医嘱，检验单，检验项目，床号，姓名
评估解释	1. 查对，呼唤患者的床号，姓名，向患者做解释 2. 评估患者静脉血管的弹性，粗细，充盈度 3. 向患者解释留取血培养标本的目的，取得配合
床旁准备	1. 选择静脉，消毒皮肤 2. 弃去血培养瓶顶塑料帽，用75%的乙醇消毒瓶顶橡皮塞 / 若怀疑导管相关血流感染，需从导管处采血时 1. 消毒静脉导管外露的一端 2. 同法消毒血培养瓶的橡皮塞
采血	普通血培养留取 1. 扎止血带，用采血针按静脉穿刺法采血，松止血带，干棉签按压穿刺处 2. 用采血针分别采血至需氧和厌氧2个血培养瓶里。并标明患者基本信息，采血时间及部位 3. 同法选另外一个静脉穿刺点采集第二套血标本 / 怀疑导管相关血流感染血标本留取 1. 用注射器从静脉导管处抽吸20ml血液 2. 把注射器里的血分别注射到准备好的2个血培养瓶里。并标明患者基本信息，采血时间及部位 3. 选一个静脉点采集第二套血标本 4. 导管可拔除者，拔出导管后，剪5cm长的导管尖端置于无菌管中
整理	帮助患者整理好床单位，将标本贴好标签及时送检

三、血培养标本采集护理技术评分标准

项目	标准分值	质量标准	评分等级 A	B	C	D
准备	3	着装符合要求,剪指甲洗手、戴口罩	3	2	1	0
	3	物品准备齐全放置合理	3	2	1	0
	4	环境符合操作要求	4	3	2	1
评估检查	3	严格查对,检查血培养瓶质量符合要求	3	2	1	0
	2	需氧血培养瓶和厌氧血培养瓶的数量准确	2	1	0	0
	2	选取有代表性的静脉采血点	2	1	0	0
	3	了解患者留置静脉导管的位置	3	2	1	0

（续　表）

项目	标准分值	质量标准	评分等级			
			A	B	C	D
解释	3	严格查对	3	2	1	0
	2	解释得当	2	1	0	0
	3	取垫巾、止血带,评估选择血管正确	3	2	1	0
	2	患者体位符合要求	2	1	0	0
消毒	2	消毒血培养瓶口规范	2	1	0	0
	3	消毒导管端口规范	3	2	1	0
	2	消毒皮肤方法规范	2	1	0	0
	4	消毒皮肤范围准确	4	3	2	1
	4	严格无菌操作	4	3	2	1
穿刺抽血	2	扎止血带规范	2	1	0	0
	3	取用注射器规范	3	2	1	0
	4	再次查对患者	4	3	2	1
	6	进针角度、深度适宜	6	5	4	3
	3	一次穿刺成功	3	2	1	0
	8	留取血样方法正确	8	6	4	2
瓶内注血	2	瓶内注血方法正确	2	1	0	0
	3	严格无菌操作	3	2	1	0
	2	每瓶注血量准确	2	1	0	0
	2	再次查对	2	1	0	0
整理	2	整理患者床单位	2	1	0	0
	4	查对记录符合要求	4	3	2	1
	4	妥善清理用物,洗手	4	3	2	1
关键缺陷扣分	—	穿刺未成功	10	20	30	40
整体印象	3	动作轻巧,技术熟练,符合操作规程	3	2	1	0
	3	体现人文关怀,注意与患者沟通	3	2	1	0
	4	全程 8min,超时 1min 扣 2 分	4	3	2	1
总分	100					

四、教学重点、难点

1. 普通血培养留取方法

（1）留取血培养原则,要求每次采集 2～3 套标本,每套应包括 1 个需氧培养瓶和 1 个厌氧培养瓶。

（2）一个静脉穿刺点只能采集 1 套血培养,采集第二套血培养应该选择第二个静脉穿刺点。

（3）成人血培养决不能只采 1 瓶血培养标本,采血量不足和只做 1 套血培养所得结果是不易正确解释的。

（4）婴幼儿采血量不能超过全血量的 1%。

（5）皮肤和血培养瓶的消毒方法

①确定静脉穿刺点，原液均匀涂抹两遍，消毒直径 5cm，每遍作用 30s，即可穿刺。

②弃去瓶顶塑料帽，用 75％乙醇棉球消毒瓶顶橡皮塞，待干 60s。

（6）使用注射器采集 20ml 血液标本（通常使用 20ml 注射器和 21G 的针头）。

（7）把足量的标本尽快分别注入厌氧瓶和需氧瓶中各分配 10ml，当采血量不足 20ml，应先注入需氧培养瓶，这样首先满足需氧培养瓶的采血量，可以更好地分离出真菌、假单胞菌、窄食单胞菌。

（8）标注内容应包括患者基本信息，采血时间和采血位置。

（9）常规血培养不宜从静脉导管或静脉留置装置取血，除非怀疑导管相关血流感染。

（10）若必须从导管处取血，不要弃去初段血，不用抗凝药。

2. 怀疑导管相关血流感染血标本留取　首先判断导管是否仍有保留的必要性。按导管保留与否分别采取不同的送检方法。

（1）导管仍需留置：导管采血 1 套＋外周静脉采血 1～2 套，在培养瓶上标注采血的时间和部位（"导管"或"外周静脉"）。

（2）导管可拔除者：两个部位采集外周静脉血各 1 套＋无菌方法剪 5cm 长的导管尖端送实验室进行培养。

第七节　胸腔穿刺术护理技术

一、胸腔穿刺术护理技术规范

工作目标	工作规范要点	结果标准
1. 患者或家属知晓胸腔穿刺术的内容，掌握配合穿刺的知识及注意事项 2. 患者了解穿刺前准备的相关知识 3. 严格执行操作规范，为患者实施恰当的护理措施，保证穿刺术顺利进行 4. 使患者及家属了解胸腔穿刺术后的相关知识及注意事项，配合治疗护理预防并发症	1. 遵循查对制度，符合无菌技术、标准预防原则 2. 评估患者的认知程度及配合能力 3. 告知患者或家属胸腔穿刺术目的、操作过程及注意事项，消除其顾虑，取得配合 4. 根据医嘱做好术前心理准备，协助患者做好精神准备，配合穿刺 5. 告知患者在操作过程中保持穿刺体位，不能随意活动，不要咳嗽或深呼吸，以免损伤胸膜或肺组织 6. 做好术前准备，协助患者摆好穿刺体位，保证患者安全、舒适 7. 穿刺过程中随时观察患者的情况，如有头晕、心悸、出汗、面色苍白、脉细弱、四肢发冷等"胸膜反应"表现时，应立即停止操作，协助患者平卧、吸氧、监测生命体征，必要时遵医嘱给予 0.1％肾上腺素 0.5～1ml 皮下注射等相应处理 8. 协助医师留取标本，及时送检 9. 监测患者穿刺后的反应，观察患者的脉搏和呼吸状况，注意血胸、气胸、肺水肿等并发症的发生 10. 嘱患者静卧，24h 后方可洗澡，以免穿刺部位感染	1. 患者或家属能够知晓护士告知的事项，对护理服务满意 2. 患者能顺利配合穿刺术前准备，术中保持体位，保证穿刺术顺利完成 3. 及时发现穿刺术后有无不适反应，采取适当措施

二、胸腔穿刺术护理技术标准操作流程

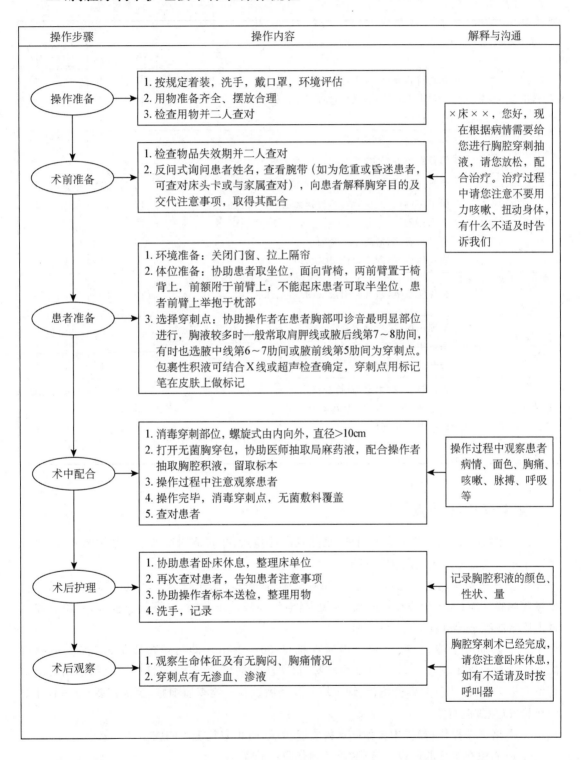

| 操作步骤 | 操作内容 | 解释与沟通 |

操作准备
1. 按规定着装，洗手，戴口罩，环境评估
2. 用物准备齐全、摆放合理
3. 检查用物并二人查对

术前准备
1. 检查物品失效期并二人查对
2. 反问式询问患者姓名，查看腕带（如为危重或昏迷患者，可查对床头卡或与家属查对），向患者解释胸穿目的及交代注意事项，取得其配合

×床××，您好，现在根据病情需要给您进行胸腔穿刺抽液，请您放松，配合治疗。治疗过程中请您注意不要用力咳嗽、扭动身体，有什么不适及时告诉我们

患者准备
1. 环境准备：关闭门窗、拉上隔帘
2. 体位准备：协助患者取坐位，面向背椅，两前臂置于椅背上，前额附于前臂上，不能起床患者可取半坐位，患者前臂上举抱于枕部
3. 选择穿刺点：协助操作者在患者胸部叩诊音最明显部位进行，胸液较多时一般常取肩胛线或腋后线第7~8肋间，有时也选腋中线第6~7肋间或腋前线第5肋间为穿刺点。包裹性积液可结合X线或超声检查确定，穿刺点用标记笔在皮肤上做标记

术中配合
1. 消毒穿刺部位，螺旋式由内向外，直径>10cm
2. 打开无菌胸穿包，协助医师抽取局麻药液，配合操作者抽取胸腔积液，留取标本
3. 操作过程中注意观察患者
4. 操作完毕，消毒穿刺点，无菌敷料覆盖
5. 查对患者

操作过程中观察患者病情、面色、胸痛、咳嗽、脉搏、呼吸等

术后护理
1. 协助患者卧床休息，整理床单位
2. 再次查对患者，告知患者注意事项
3. 协助操作者标本送检，整理用物
4. 洗手，记录

记录胸腔积液的颜色、性状、量

术后观察
1. 观察生命体征及有无胸闷、胸痛情况
2. 穿刺点有无渗血、渗液

胸腔穿刺术已经完成，请您注意卧床休息，如有不适请及时按呼叫器

三、胸腔穿刺术护理技术评分标准

项目	标准分值	质量标准	评分等级			
			A	B	C	D
操作准备	5	着装符合要求,洗手,戴口罩	5	4	3	2
	10	按要求准备用物,摆放合理并二人核对	10	8	6	4
	5	评估环境	5	4	3	2
解释评估	5	严格查对	5	4	3	2
	10	解释有效得当,与患者沟通语言文明	10	8	6	4
操作	5	关闭门窗,拉隔帘,协助患者取合适体位	5	4	3	2
	15	标记穿刺点,洗手,消毒,打开无菌包方式及消毒手法及范围正确	15	13	10	8
	5	查对患者,病情观察不全面	5	4	3	2
	5	恢复体位,整理床单位,再次查对	5	4	3	2
交代注意事项	10	交代注意事项,观察引流液的颜色、性状、量	10	8	5	4
整理用物洗手	5	整理用物,垃圾分类并洗手	5	4	3	2
	5	测量生命体征,观察穿刺点	5	4	3	2
	5	打开门窗及隔帘	5	4	3	2
整体印象	4	动作轻柔,技术熟练,符合操作	4	3	2	1
	3	爱心观念强,注意患者保暖	3	2	1	0
	3	与患者沟通到位	3	2	1	0
总分	100					

四、教学重点、难点

1. 操作前应向患者说明穿刺目的,消除顾虑,同时签好知情同意书。对精神紧张者,可于术前半小时给地西泮或可待因镇静镇痛。

2. 操作中应密切观察患者的反应,如有头晕、面色苍白、出汗、心悸、胸部压迫感或剧痛、晕厥等胸膜反应;或出现连续性咳嗽、气短、咯泡沫样痰等现象时,立即停止抽液,并皮下注射肾上腺素或吸氧等其他对症处理。

3. 一次抽液不应过多、过快。诊断性抽液 50～100ml 即可。减压抽液,首次不超过600ml,以后每次不超过 1000ml。如为脓胸,每次尽量抽尽,疑有化脓性感染时助手用无菌试管留取标本,行涂片革兰染色镜检、细菌培养及药敏试验。检查瘤细胞,至少需要 100ml,并立即送检,以免细胞自溶。

4. 严格无菌操作,操作中要始终保持胸膜负压,防止空气进入胸腔。

5. 应避免在第 9 肋间以下穿刺,以免损伤腹腔脏器。

6. 操作前、后测量患者生命体征,操作后嘱患者卧位休息 30min。

第八节　胸腔闭式引流护理技术

一、胸腔闭式引流护理技术规范

工作目标	工作规范要点	结果标准
1. 患者及家属了解置管的目的及意义,了解术后的相关知识及注意事项配合治疗护理,顺利康复 2. 患者及家属掌握必要的配合知识及注意事项 3. 严格遵守无菌操作原则,预防感染,保持引流管固定、通畅	1. 术前向患者说明置管引流的目的及置管期间的注意事项,取得患者的配合 2. 协助医师摆好体位,嘱患者穿刺过程中勿变动体位、说话、咳嗽或深呼吸。置管过程中做好配合及病情观察 3. 打开无菌胸腔闭式引流包,倒入消毒液,打开带针胸导管,协助医师抽吸麻药,打开胸腔闭式引流瓶连接并加入无菌液体待用 4. 置管过程中随时观察患者的情况,如有头晕、心悸、出汗、面色苍白、脉细弱、四肢发冷等"胸膜反应"表现时,应立即停止操作,协助患者平卧,予吸氧、监测生命体征,必要时遵医嘱给予 0.1％肾上腺素 0.5～1ml 皮下注射等相应的处理 5. 置管成功后,连接胸腔闭式引流瓶,观察引流情况 6. 协助医师妥善固定引流管及引流瓶 7. 严格按要求做好置管后的观察及护理 8. 向患者说明置管引流的目的及置管期间的注意事项,取得患者的配合 9. 保持管道的密闭,各部位衔接紧密,水封瓶液面低于引流管胸腔出口处 40～60cm 10. 每日帮助患者起坐及变换体位,使引流充分 11. 遵医嘱更换引流瓶。严格无菌操作和消毒隔离,保证各管道连接紧密,携用物到患者处,核对患者,用两把止血钳夹住胸腔闭式引流管,脱开旧引流瓶并连接新引流瓶,保证各引流管连接紧密后再打开止血钳 12. 引流瓶内装无菌生理盐水,引流管出口处在液面以下 1～2cm 13. 妥善固定引流管并保持通畅。引流管长度要适宜,一般为 60～70 cm,每 30～60 分钟挤压引流管一次,以免管口被血凝块堵塞 14. 避免因引流管扭曲、受压而造成阻塞,特别是患者翻身、活动时应避免受压、打折、扭曲、脱出 15. 严密观察引流液的性状、颜色、量及气体排出、水柱波动等情况,并详细记录 16. 检查伤口情况,是否有渗液,伤口渗出及时更换敷料	1. 患者及家属能够了解置管的目的及意义,并能够知晓护士告知事项,对服务满意 2. 患者顺利配合置管 3. 及时发现置管过程中的不适反应,采取适当的措施 4. 患者术后得到及时、安全、有效的治疗和护理

二、胸腔闭式引流护理技术标准操作流程

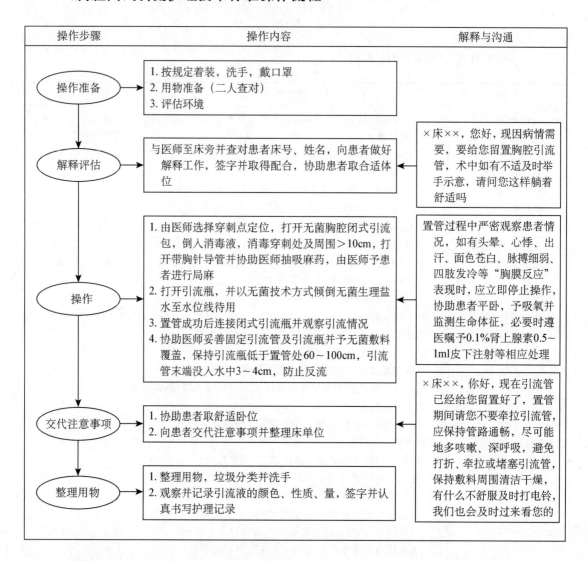

操作步骤	操作内容	解释与沟通
操作准备	1. 按规定着装，洗手，戴口罩 2. 用物准备（二人查对） 3. 评估环境	
解释评估	与医师至床旁并查对患者床号、姓名，向患者做好解释工作，签字并取得配合，协助患者取合适体位	×床××，您好，现因病情需要，要给您留置胸腔引流管，术中如有不适及时举手示意，请问您这样躺着舒适吗
操作	1. 由医师选择穿刺点定位，打开无菌胸腔闭式引流包，倒入消毒液，消毒穿刺处及周围>10cm，打开带胸针导管并协助医师抽吸麻药，由医师予患者进行局麻 2. 打开引流瓶，并以无菌技术方式倾倒无菌生理盐水至水位线待用 3. 置管成功后连接闭式引流瓶并观察引流情况 4. 协助医师妥善固定引流管及引流瓶并予无菌敷料覆盖，保持引流瓶低于置管处60~100cm，引流管末端没入水中3~4cm，防止反流	置管过程中严密观察患者情况，如有头晕、心悸、出汗、面色苍白、脉搏细弱、四肢发冷等"胸膜反应"表现时，应立即停止操作，协助患者平卧，予吸氧并监测生命体征，必要时遵医嘱予0.1%肾上腺素0.5~1ml皮下注射等相应处理
交代注意事项	1. 协助患者取舒适卧位 2. 向患者交代注意事项并整理床单位	×床××，你好，现在引流管已经给您留置好了，置管期间请您不要牵拉引流管，应保持管路通畅，尽可能地多咳嗽、深呼吸，避免打折、牵拉或堵塞引流管，保持敷料周围清洁干燥，有什么不舒服及时打电铃，我们也会及时来看您的
整理用物	1. 整理用物，垃圾分类并洗手 2. 观察并记录引流液的颜色、性质、量，签字并认真书写护理记录	

三、胸腔闭式引流护理技术评分标准

项目	标准分值	质量标准	评分等级			
			A	B	C	D
操作准备	5	着装符合要求，洗手，戴口罩	5	4	3	2
	10	按要求准备用物并二人核对	10	8	6	4
	5	评估环境	5	4	3	2
解释评估	5	严格查对	5	4	3	2
	10	解释得当，与患者沟通语言文明，态度好	10	8	6	4

（续　表）

项目	标准分值	质量标准	评分等级			
			A	B	C	D
操作	5	协助患者取合适体位	5	4	3	2
	15	打开无菌胸腔闭式引流包,倒入消毒液、生理盐水,消毒穿刺处及周围,抽吸药物手法正确	15	13	10	8
	10	置管成功后连接闭式引流瓶正确并观察引流情况	10	8	6	4
	5	能正确说出发生胸膜反应的症状和处理流程	5	4	3	2
交代注意事项	10	协助患者恢复舒适卧位并向患者交代注意事项,整理床单位	10	8	6	4
整理用物洗手	5	整理用物,垃圾分类并洗手	5	4	3	2
	5	观察并记录引流液的颜色、性状、量,签字并认真书写护理记录	5	4	3	2
整体印象	4	动作轻柔、技术熟练,符合操作	4	3	2	1
	3	爱伤观念强,注意患者保暖	3	2	1	0
	3	与患者沟通到位	3	2	1	0
总分	100					

四、教学重点、难点

1. 胸膜腔大量积气、积液者,开放引流时应缓慢,引流液体首次勿超过 1000ml,防止发生纵隔的快速摆动移位或复张性肺水肿的发生,待病情稳定后,再逐步开放止血钳。

2. 保持引流管通畅,不使管路受压、扭转,并每日记录引流液的颜色、性状、量。

3. 每日帮助患者起身及变换体位,使引流充分通畅。

4. 如急性脓胸,术中宜取分泌物做常规检验、细菌培养及药物敏感度试验;如张力性气胸,可于患侧锁骨中线第 2 肋间,腋前线或腋中线的第 4 或 5 肋间处置管。

5. 定期胸部 X 线检查,了解肺屏障和胸膜腔积液情况。

6. 每日更换引流瓶,注意双向夹闭引流管,严格无菌操作,操作过程中严密观察患者的呼吸和脉搏。

7. 保持管路密闭,搬动患者、更换引流瓶或者倾倒引流液时需双向夹闭引流管,防止空气进入胸腔。

8. 若引流管自胸腔脱出,立即嘱患者呼气并顺着皮肤纹理方向捏紧置管处周围皮肤(避免接触伤口),消毒后用凡士林纱布封闭伤口再协助医师做进一步处理;若管路远端或水封瓶损坏,应立即反折引流管予双钳夹闭,消毒后更换引流瓶。

9. 注意拔管指征,胸腔引流后,如 24～48h 水柱未波动、无气体或引流液明显减少且颜色变浅,引流量＜50ml/24h 或脓液＜10ml/24h,经 X 线检查肺膨胀良好者,患者无呼吸困难即可拔管。拔管时嘱患者深吸气屏气,迅速拔除引流管,立即用凡士林纱布和无菌纱布覆盖置管处并用胶带固定,拔管后 24h 内应注意观察患者呼吸,局部有无渗血、渗液和漏气、皮下气肿等,如发现异常,应及时处理。

第九节 腰椎穿刺术护理技术

一、腰椎穿刺术护理技术规范

工作目标	工作规范要点	结果标准
1. 患者或家属知晓腰椎穿刺术的内容,掌握配合穿刺的知识及注意事项 2. 患者了解穿刺前准备相关知识 3. 严格执行操作规范,为患者实施恰当的护理措施,保证穿刺术顺利进行 4. 使患者及家属了解腰椎穿刺术后的相关知识、注意事项、配合治疗护理、预防并发症	1. 遵循查对制度,符合无菌技术、标准预防原则 2. 评估患者的认知程度及配合能力 3. 告知患者或家属腰椎穿刺术目的、特殊体位,操作过程及注意事项 4. 根据医嘱做好术前准备和健康知识宣教,协助患者做好精神准备,消除患者紧张、恐惧心理,配合穿刺 5. 做好麻醉前准备,协助患者摆好穿刺体位,保证患者安全、舒适 6. 密切观察穿刺过程中患者的呼吸、脉搏及面色变化,询问有无不适感 7. 协助患者摆放术中测压体位,协助医师测压 8. 协助医师留取标本,及时送检 9. 指导患者去枕平卧4～6h,告知卧床期间不可抬高头部,可适当转动身体 10. 观察患者有无头痛、腰背痛等不适,预防感染、脑疝等并发症发生	1. 患者或家属能够知晓护士告知的事项,对护理服务满意 2. 患者术前能顺利配合穿刺术前准备,术中保持体位,保证穿刺术顺利完成 3. 术后患者遵守注意事项,护士及时发现穿刺术后患者有无不适反应,采取适当措施

二、腰椎穿刺术护理技术标准操作流程

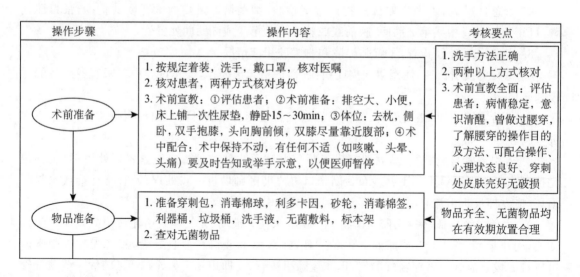

操作步骤	操作内容	考核要点
术前准备	1. 按规定着装,洗手,戴口罩,核对医嘱 2. 核对患者,两种方式核对身份 3. 术前宣教:①评估患者;②术前准备:排空大、小便,床上铺一次性尿垫,静卧15～30min;③体位:去枕,侧卧,双手抱膝,头向胸前倾,双膝尽量靠近腹部;④术中配合:术中保持不动,有任何不适(如咳嗽、头晕、头痛)要及时告知或举手示意,以便医师暂停	1. 洗手方法正确 2. 两种以上方式核对 3. 术前宣教全面:评估患者:病情稳定,意识清醒,曾做过腰穿,了解腰穿的操作目的及方法、可配合操作、心理状态良好、穿刺处皮肤完好无破损
物品准备	1. 准备穿刺包,消毒棉球,利多卡因,砂轮,消毒棉签,利器桶,垃圾桶,洗手液,无菌敷料,标本架 2. 查对无菌物品	物品齐全、无菌物品均在有效期放置合理

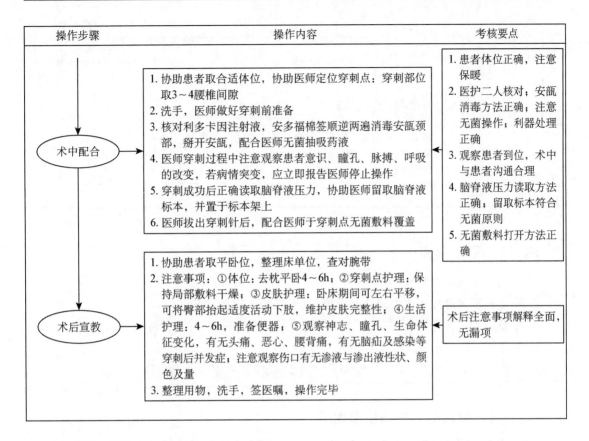

操作步骤	操作内容	考核要点
术中配合	1. 协助患者取合适体位，协助医师定位穿刺点：穿刺部位取3～4腰椎间隙 2. 洗手，医师做好穿刺前准备 3. 核对利多卡因注射液，安多福棉签顺逆两遍消毒安瓿颈部，掰开安瓿，配合医师无菌抽吸药液 4. 医师穿刺过程中注意观察患者意识、瞳孔、脉搏、呼吸的改变，若病情突变，应立即报告医师停止操作 5. 穿刺成功后正确读取脑脊液压力，协助医师留取脑脊液标本，并置于标本架上 6. 医师拔出穿刺针后，配合医师于穿刺点无菌敷料覆盖	1. 患者体位正确，注意保暖 2. 医护二人核对；安瓿消毒方法正确；注意无菌操作；器械处理正确 3. 观察患者到位，术中与患者沟通合理 4. 脑脊液压力读取方法正确；留取标本符合无菌原则 5. 无菌敷料打开方法正确
术后宣教	1. 协助患者取平卧位，整理床单位，查对腕带 2. 注意事项：①体位：去枕平卧4～6h；②穿刺点护理：保持局部敷料干燥；③皮肤护理：卧床期间可左右平移，可将臀部抬起适度活动下肢，维持皮肤完整性；④生活护理：4～6h，准备便器；⑤观察神志、瞳孔、生命体征变化，有无头痛、恶心、腰背痛，有无脑疝及感染等穿刺后并发症；注意观察伤口有无渗液与渗出液性状、颜色及量 3. 整理用物，洗手，签医嘱，操作完毕	术后注意事项解释全面，无漏项

三、腰椎穿刺术护理技术评分标准

项目	标准分值	质量标准	评分等级			
			A	B	C	D
操作准备	5	着装符合要求，洗手，戴口罩	5	4	3	2
	10	按要求准备用物，摆放合理并二人核对	10	8	6	4
	5	评估环境	5	4	3	2
解释评估	5	术前宣教全面，严格查对	5	4	3	2
	10	解释有效得当，与患者沟通语言文明	10	8	6	4
操作	5	关闭门窗，拉隔帘，协助患者取合适体位	5	4	3	2
	15	标记穿刺点，洗手，消毒，打开无菌包方式、消毒手法及范围正确	15	13	10	8
	5	查对患者，读取脑脊液压力并记录，留取标本，无菌敷料覆盖穿刺点	5	4	3	2
	5	去枕平卧位，整理床单位，再次查对	5	4	3	2
交代注意事项	10	交代术后注意事项要全面	10	8	5	4

（续　表）

项目	标准分值	质量标准	评分等级			
			A	B	C	D
整理用物洗手	5	整理用物,垃圾分类并洗手	5	4	3	2
整体印象	10	动作轻柔、技术熟练,不违反无菌原则	10	8	5	2
	3	爱心观念强,注意患者保暖	3	2	1	0
	7	与患者沟通到位	7	5	3	0
总分	100					

四、教学重点、难点

1. 嘱患者术前排空膀胱。
2. 嘱患者穿刺过程中避免说话及咳嗽,有不适可以抬手示意。
3. 指导患者去枕平卧 4~6h,告知卧床期间不可抬高头部,可适当转动身体。

第十节　一对一抢救配合护理技术

一、一对一抢救配合护理技术规范

工作目标	工作规范要点	结果标准
1. 医护配合默契,抢救技术娴熟 2. 抢救成功	1. 遵循二人查对制度,符合无菌技术操作原则 2. 生命体征监测及时、迅速 3. 口头医嘱复述 4. 观察患者生命体征,发生病情变化及时报告 5. 严格按照护理技术操作常规进行护理操作 6. 及时记录	1. 护士操作严格遵循无菌原则 2. 护士操作过程规范、准确

二、一对一抢救配合护理技术标准操作流程

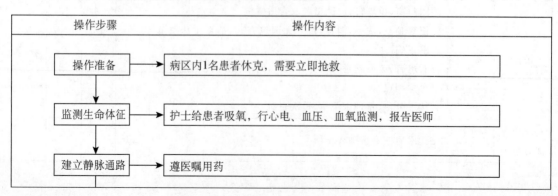

操作步骤	操作内容
操作准备	病区内1名患者休克, 需要立即抢救
监测生命体征	护士给患者吸氧, 行心电、血压、血氧监测, 报告医师
建立静脉通路	遵医嘱用药

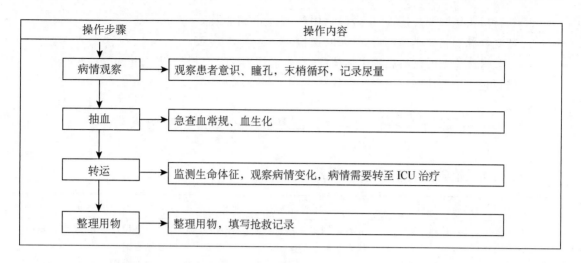

三、一对一抢救配合护理技术评分标准

项目	标准分值	质量标准	评分等级			
			A	B	C	D
仪表	5	服装整洁,仪表端庄	5	3	2	0
工作协调	30	按正确位置系血压监测袖带	6	4	2	0
		检查监护仪、按正确位置贴好电极片	6	4	2	0
		将血氧饱和度探头安放在正确位置	6	4	2	0
		给予吸氧	6	4	2	0
		观察瞳孔	6	4	2	0
物品准备药品准备	25	二人查对	5	3	2	0
		观察患者生命体征	5	3	2	0
		复述医嘱正确,建立静脉通路	5	3	2	0
		病情观察详细	5	3	2	0
		静脉采血方法正确,分类送检	5	3	2	0
抢救配合操作过程	20	动作熟练	5	3	2	0
		无菌操作	5	3	2	0
		医护配合默契	5	3	2	0
		观察患者各项监测指标并记录	5	3	2	0
转运	15	向患者家属交代注意事项(含液体滴数等)	5	3	2	0
		遵医嘱调整用药	5	3	2	0
		转运物品准备、妥善安置患者	5	3	2	0
整理用物	5	依次撤离各种监测导线,整理备用	2	1	0	0
		医疗垃圾分类	3	2	1	0
总分	100					

四、教学重点、难点

1. 抢救时严格遵循无菌操作原则,执行二人查对制度。

2. 执行口头医嘱要复述,严格遵医嘱用药,进行护理操作。

3. 建立静脉通路要迅速,血标本及时送检。

4. 抢救过程中及时观察患者生命体征,发生病情变化及时报告,及时记录。

5. 转运过程中要注观察患者生命体征,备好急救药品、物品。

第十一节 一对二抢救配合护理技术

一、一对二抢救配合护理技术规范

工作目标	工作规范要点	结果标准
1. 医护配合默契,抢救技术娴熟 2. 抢救成功	1. 遵循二人查对制度,符合无菌技术操作原则 2. 心电图检查及时、迅速 3. 护士分工明确,配合默契 4. 口头医嘱复述 5. 观察患者生命体征,发生病情变化及时报告 6. 严格按照护理技术操作常规进行护理操作 7. 及时记录	1. 护士操作严格遵循无菌操作原则 2. 护士操作过程规范、准确

二、一对二抢救配合护理技术标准操作流程

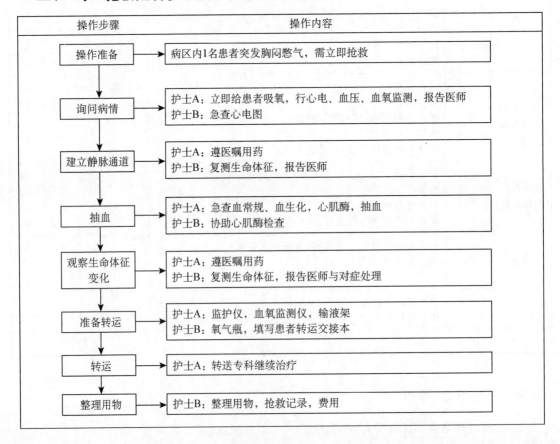

操作步骤	操作内容
操作准备	病区内1名患者突发胸闷憋气,需立即抢救
询问病情	护士A:立即给患者吸氧,行心电、血压、血氧监测,报告医师 护士B:急查心电图
建立静脉通道	护士A:遵医嘱用药 护士B:复测生命体征,报告医师
抽血	护士A:急查血常规、血生化,心肌酶,抽血 护士B:协助心肌酶检查
观察生命体征变化	护士A:遵医嘱用药 护士B:复测生命体征,报告医师与对症处理
准备转运	护士A:监护仪,血氧监测仪,输液架 护士B:氧气瓶,填写患者转运交接本
转运	护士A:转送专科继续治疗
整理用物	护士B:整理用物,抢救记录,费用

三、一对二抢救配合护理技术评分标准

项目	标准分值	质量标准	评分等级 A	B	C	D
仪表	5	服装整洁，仪表端庄	5	3	2	0
工作协调	30	按正确位置系血压监测袖带	6	4	2	0
		检查监护仪、按正确位置贴好电极片	6	4	2	0
		将血氧饱和度探头安放在正确位置	6	4	2	0
		给予吸氧	6	4	2	0
		心电图操作准确	6	4	2	0
物品准备药品准备	25	二人查对	5	3	2	0
		观察患者生命体征	5	3	2	0
		复述医嘱正确，建立静脉通络	5	3	2	0
		物理降温方法正确	5	3	2	0
		静脉采血方法正确，分类送检	5	3	2	0
抢救配合操作过程	20	动作熟练	5	3	2	0
		无菌操作	5	3	2	0
		医护配合默契	5	3	2	0
		观察患者各项监测指标并记录	5	3	2	0
转运	15	向患者家属交代注意事项（含液体滴数等）	5	3	2	0
		遵医嘱调整用药	5	3	2	0
		转运物品准备、妥善安置患者	5	3	2	0
整理用物	5	依次撤离各种监测导线，整理备用	2	1	0	0
		医疗垃圾分类	3	2	0	0
总分	100					

四、教学重点、难点

1. 抢救时严格遵循无菌操作原则，执行二人查对制度。

2. 执行口头医嘱要复述，严格遵医嘱用药，进行护理操作。

3. 建立静脉通路要迅速，血标本及时送检。

4. 抢救过程中及时观察患者生命体征，发生病情变化及时报告，及时记录。

5. 转运过程中要注观察患者生命体征，备好急救药品、物品。

6. 护士 A 和 B 分工要明确。

第十二节 二对三抢救配合护理技术

一、二对三抢救配合护理技术规范

工作目标	工作规范要点	结果标准
1. 医护配合默契，抢救技术娴熟 2. 抢救成功	1. 各种抢救物品齐全 2. 严格按照护理技术操作常规进行护理操作 3. 遵循二人查对制度，符合无菌技术操作原则 4. 观察患者生命体征，发生病情变化及时报告 5. 及时记录抢救时间 6. 心肺复苏必须动作敏捷、争分夺秒 7. 口头医嘱复述 8. 简易呼吸器使用方法正确 9. 护士长指挥得力，护士分工明确，配合默契	1. 护士操作严格遵循无菌原则 2. 护士操作过程规范、准确

二、二对三抢救配合护理技术标准操作流程

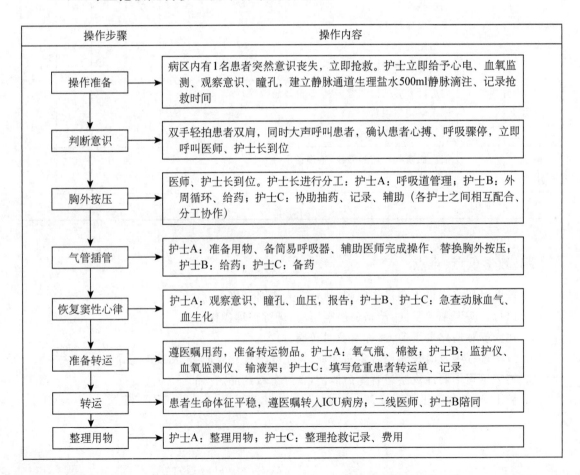

操作步骤	操作内容
操作准备	病区内有1名患者突然意识丧失，立即抢救。护士立即给予心电、血氧监测、观察意识、瞳孔，建立静脉通道生理盐水500ml静脉滴注、记录抢救时间
判断意识	双手轻拍患者双肩，同时大声呼叫患者，确认患者心搏、呼吸骤停，立即呼叫医师、护士长到位
胸外按压	医师、护士长到位。护士长进行分工：护士A：呼吸道管理；护士B：外周循环、给药；护士C：协助抽药、记录、辅助（各护士之间相互配合、分工协作）
气管插管	护士A：准备用物、备简易呼吸器、辅助医师完成操作、替换胸外按压；护士B：给药；护士C：备药
恢复窦性心律	护士A：观察意识、瞳孔、血压，报告；护士B、护士C：急查动脉血气、血生化
准备转运	遵医嘱用药，准备转运物品。护士A：氧气瓶、棉被；护士B：监护仪、血氧监测仪、输液架；护士C：填写危重患者转运单、记录
转运	患者生命体征平稳，遵医嘱转入ICU病房；二线医师、护士B陪同
整理用物	护士A：整理用物；护士C：整理抢救记录、费用

三、二对三抢救配合护理技术评分标准

项目	标准分值	质量标准	评分等级			
			A	B	C	D
仪表	2	服装整洁,仪表端庄	2	1	0	0
工作协调	15	及时通知医师,护士长	3	2	1	0
		按正确位置系血压监测袖带	3	2	1	0
		检查监护仪,按正确位置贴好电极片	3	2	1	0
		将血氧饱和度探头安放在正确位置	3	2	1	0
		给予吸氧	3	2	1	0
物品准备药品准备	19	二人查对	5	3	2	0
		观察患者生命体征	3	2	1	0
		复述医嘱正确	3	2	1	0
		气管插管配合物品准备齐全	3	2	1	0
		简易呼吸器使用方法正确	5	3	2	0
抢救配合操作过程	48	动作熟练	5	3	2	0
		无菌操作	5	3	2	0
		医护配合默契	5	3	2	0
		胸外按压位置正确	5	3	2	0
		胸外按压方法正确	5	3	2	0
		气管插管协助配合	5	3	2	0
		气管插管胶布固定好	3	2	1	0
		生理盐水连接三通连接	5	3	2	0
		选择血压监测方式(手动或自动)	5	3	2	0
		观察患者各项监测指标并记录	5	3	2	0
转运	13	向患者家属交代注意事项(含填写危重患者转运风险单)	3	2	1	0
		遵医嘱调整用药	5	3	2	0
		转运物品准备、妥善安置患者	5	3	2	0
整理用物	3	依次撤离各种监测导线,整理备用	1	0	0	0
		医疗垃圾分类	2	1	0	0
总分	100					

四、教学重点、难点

1. 二对三抢救配合技术是指患者在就诊期间,发生心搏、呼吸骤停时,由 2 名医师、3 名护士进行抢救的过程,它是确保及时救治患者的一项重要而基础的技术操作流程。

2. 物品准备要齐全,如急救车、监护仪、心电图机、吸痰器、气管插管、导丝、简易呼吸器。

3. 建立静脉通路要迅速血标本及时送检。

4. 抢救过程中及时观察患者生命体征,发生病情变化及时报告,及时记录。

5. 转运过程中要注意观察患者生命体征,备好急救药品、物品。

6. 护士 A、护士 B、护士 C 分工要明确。

第十三节 心肺复苏术护理技术

一、心肺复苏术护理技术规范

工作目标	工作规范要点	结果标准
1. 技术娴熟 2. 患者呼吸、循环恢复	1. 判断意识方法正确 2. 打开气道且方法正确 3. 评估呼吸方法正确 4. 评估呼吸循环系统且方法正确 5. 确定按压部位方法正确 6. 按压部位准确、手法符合规范 7. 判断患者恢复指标方法正确	护士操作过程规范、准确

二、心肺复苏术护理技术标准操作流程

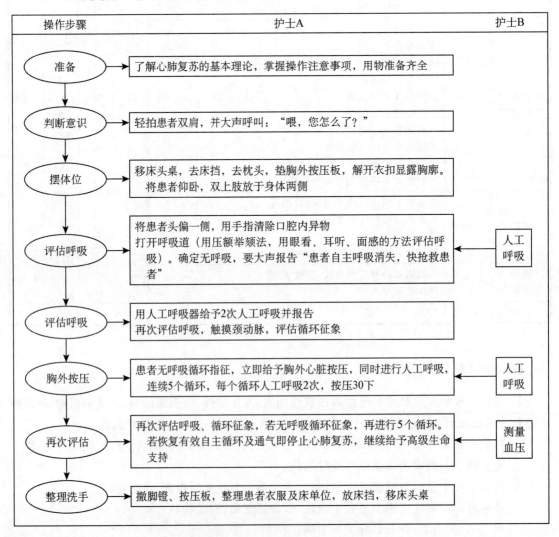

三、心肺复苏术护理技术评分标准

项目	标准分值	质量标准	评分等级			
			A	B	C	D
准备	4	着装符合要求,指甲符合标准	4	3	2	1
	4	物品准备齐全,放置合理	4	3	2	1
判断意识	5	判断意识方法正确	5	4	3	1
	4	及时呼救	4	3	2	1
摆体位	2	患者体位符合要求	2	1	0	0
	2	操作者位置正确	2	1	0	0
评估呼吸	2	清除患者口腔内异物及呕吐物	2	1	0	0
	4	打开气道且方法正确	4	3	2	1
	6	评估呼吸方法正确,时间<10s	6	4	2	0
人工呼吸	4	进行 2 次球囊辅助呼吸	4	3	2	1
	6	人工呼吸方法正确	6	4	2	0
评估呼吸循环	3	评估呼吸循环系统且方法正确	3	2	1	0
	2	触摸颈动脉方法符合要求	2	1	0	0
胸部按压	6	确定按压部位方法正确	6	4	2	0
	4	按压部位准确,手法符合规范	4	3	2	1
	4	按压频率每分钟 100 次	4	3	2	1
	2	按压与人工呼吸比例 30∶2	2	1	0	0
	4	连续完成 5 个循环	4	3	2	1
再次评估	2	评估呼吸循环且方法正确	2	1	0	0
	6	判断患者恢复指标方法正确	6	4	2	0
	4	测量血压方法正确	4	3	2	1
整理	4	整理患者及床单位	4	3	2	1
	2	妥善清理用物	2	1	0	0
关键缺陷	—	气道未通畅,胸外心脏按压部位不正确	10	20	30	40
整体印象	2	体现人文关怀	2	1	0	0
	4	动作迅速,争分夺秒	4	3	2	1
	4	技术娴熟,符合操作规程	4	3	2	1
	4	二人配合默契	4	3	2	1
总分	100					

四、教学重点、难点

1. **心肺复苏术** 是挽救患者生命的一项基本技术,是当患者因疾病及其他原因致使心脏突然停搏,有效泵血功能消失,引起全身缺血缺氧的情况下,通过人工呼吸、闭式胸部按压及心室电除颤等措施使心脏重新恢复搏动及有效泵血功能的方法。

2. 心肺复苏原则

(1)进行心肺复苏必须动作敏捷、争分夺秒。

(2)在纠正患者体位时,如果患者面朝下,应把患者整体翻转,头、颈部应与躯干始终保持在同一个轴面上。

(3)胸部按压的部位要准确,按压力度适宜,防止发生肋骨骨折;心脏按压要持续进行,不能停顿。操作者肩、肘、腕在一条直线上,并与患者身体长轴垂直。

(4)人工呼吸时勿过度通气,以免引起胃膨胀。

第十四节 简易呼吸器护理技术

一、简易呼吸器护理技术规范

工作目标	工作规范要点	结果标准
1. 遵医嘱给予患者有效通气 2. 改善患者缺氧状态,确保用氧安全 3. 维持和增加机体的有效通气量	1. 评估患者病情、呼吸状况、缺氧程度 2. 评估患者神志及配合程度,向患者告知操作目的、注意事项 3. 检查用物齐全,呼吸器性能良好、无漏气,面罩与呼吸器连接紧密 4. 开放气道手法正确 5. 迅速清理呼吸道分泌物,有义齿将义齿取出 6. 遵医嘱调节合适氧流量 7. 简易呼吸器手法操作正确,面罩与口鼻紧贴,不漏气 8. 挤压气囊放松与按压有规律,保持频率每分钟 12~16 次,按压与放松呼吸时间比 1:1~1:1.5 9. 观察、记录患者反应、效果 10. 操作完毕后,清洁面罩 11. 操作动作熟练、迅速、准确	1. 纠正患者低氧血症 2. 护士操作过程规范、准确 3. 抢救效果好,患者无创伤及并发症

二、简易呼吸器护理技术标准操作流程

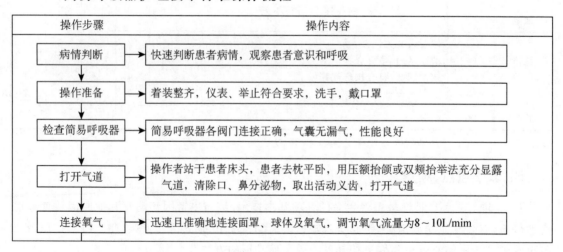

操作步骤	操作内容
病情判断	快速判断患者病情,观察患者意识和呼吸
操作准备	着装整齐,仪表、举止符合要求,洗手,戴口罩
检查简易呼吸器	简易呼吸器各阀门连接正确,气囊无漏气,性能良好
打开气道	操作者站于患者床头,患者去枕平卧,用压额抬颌或双颊抬举法充分显露气道,清除口、鼻分泌物,取出活动义齿,打开气道
连接氧气	迅速且准确地连接面罩、球体及氧气,调节氧气流量为8~10L/mim

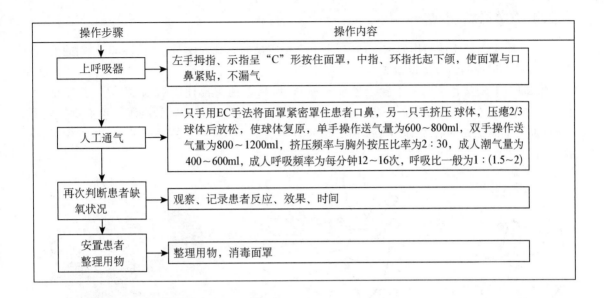

操作步骤	操作内容
上呼吸器	左手拇指、示指呈"C"形按住面罩，中指、环指托起下颌，使面罩与口鼻紧贴，不漏气
人工通气	一只手用EC手法将面罩紧密罩住患者口鼻，另一只手挤压球体，压瘪2/3球体后放松，使球体复原，单手操作送气量为600～800ml，双手操作送气量为800～1200ml，挤压频率与胸外按压比率为2：30，成人潮气量为400～600ml，成人呼吸频率为每分钟12～16次，呼吸比一般为1∶(1.5～2)
再次判断患者缺氧状况	观察、记录患者反应、效果、时间
安置患者整理用物	整理用物，消毒面罩

三、简易呼吸器护理技术评分标准

项目	标准分值	质量标准	评分等级 A	B	C	D
仪表	4	着装整齐、仪表、举止符合要求	4	3	2	1
操作准备	21	洗手，戴口罩	5	3	1	0
		快速判断患者意识和呼吸，准备简易呼吸器	8	6	4	0
		各阀门连接正确，气囊无漏气，性能良好	8	6	4	0
操作过程	65	打开气道，压额抬颌法手法正确	10	3	1	0
		清除口鼻腔分泌物，取出活动义齿	5	3	1	0
		迅速且准确地连接面罩、球体及氧气，调节氧气流量为8～10L/min	10	7	4	0
		人工通气方法正确	10	7	4	0
		EC手法将面罩罩住口鼻，将面罩紧密固定于患者面部，并确保患者头部向上，保持气道通畅用另一只手挤压球体，将气体送入肺中	15	7	4	0
		按压深度适宜，单手操作送气量600～800ml，确保患者胸部随压缩球体而起伏	15	10	8	6
操作后	10	严密观察口唇与面部颜色的变化，注意血氧饱和度的监测，及时报告医师妥善安置患者，协助患者取舒适体位，给予吸氧	5	3	1	0
		整理用物，离开病房，洗手，记录	5	3	1	0
总分	100					

四、教学重点、难点

1. 开放气道是此项操作的重点内容，可以现场实操的方式向学员示范、讲解，同时进行操作练习，对不正确的地方加以指导。

2. 仰头举颏法是将一只手置于患者前额，轻压患者的头部使其后仰，将另一只手的示指和中指指尖放于患者颏骨的下方，提起下颌开放气道，使口角和耳垂连线与地面垂直（图3-1）；推举下颌法是对怀疑有颈椎损伤的患者，应使用双手推举下颌法开放气道，避免颈部移位（图3-2）。

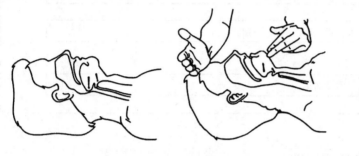 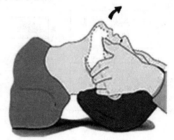

图 3-1　仰头举颏法　　　　　　　　　　图 3-2　推举下颌法

3. 在使用简易呼吸器过程中，保证面罩与患者面部紧密吻合，并进行有效通气是此项操作的难点内容。

4. 使用简易呼吸器时，将面罩紧扣患者口部，并用"EC"，即拇指和示指紧紧按住面罩，其他手指则紧紧按住下颌。挤压气囊深度以13为宜，500～600ml，挤压频率为每分钟16～20次。

第十五节　电除颤护理技术

一、电除颤护理技术规范

工作目标	工作规范要点	结果标准
1. 遵医嘱给予电除颤 2. 纠正心室颤动	1. 评估患者意识、心电图显示心室颤动 2. 除颤用物准备齐全 3. 遵医嘱能量选择正确 4. 均匀涂抹导电糊 5. 电极板位置放置正确 6. 操作者和其他人离开床旁 7. 放电手法正确 8. 操作完毕，清洁患者皮肤	1. 除颤成功 2. 除颤部位无灼伤 3. 护士操作过程规范、准确

二、电除颤护理技术标准操作流程

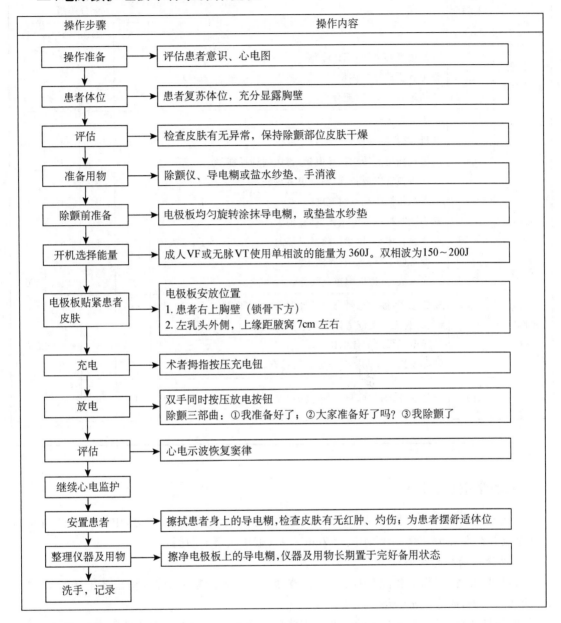

操作步骤	操作内容
操作准备	评估患者意识、心电图
患者体位	患者复苏体位，充分显露胸壁
评估	检查皮肤有无异常，保持除颤部位皮肤干燥
准备用物	除颤仪、导电糊或盐水纱垫、手消液
除颤前准备	电极板均匀旋转涂抹导电糊，或垫盐水纱垫
开机选择能量	成人VF或无脉VT使用单相波的能量为360J。双相波为150～200J
电极板贴紧患者皮肤	电极板安放位置 1. 患者右上胸壁（锁骨下方） 2. 左乳头外侧，上缘距腋窝7cm左右
充电	术者拇指按压充电钮
放电	双手同时按压放电按钮 除颤三部曲：①我准备好了；②大家准备好了吗？③我除颤了
评估	心电示波恢复窦律
继续心电监护	
安置患者	擦拭患者身上的导电糊，检查皮肤有无红肿、灼伤；为患者摆舒适体位
整理仪器及用物	擦净电极板上的导电糊，仪器及用物长期置于完好备用状态
洗手，记录	

三、电除颤护理技术评分标准

项目	标准分值	质量标准	评分等级 A	B	C	D
仪表	5	服装整洁,仪表端庄	5	3	1	0
操作前仪器准备	10	检查除颤仪性能	5	3	1	0
		检查除颤仪,正确连接除颤仪导线,使除颤仪处于备用状态做好心电监护	5	3	1	0

(续　表)

项目	标准分值	质量标准	评分等级			
			A	B	C	D
操作前患者准备	15	观察患者心电图,确诊除颤	5	3	1	0
		将患者摆放复苏体位	5	3	1	0
		评估患者的皮肤,充分显露	5	3	1	0
操作过程	45	口头复述医嘱	5	3	1	0
		开机,选择除颤模式	5	3	1	0
		电极板均匀旋转涂抹导电糊,遵医嘱选择能量	5	3	1	0
		电极板位置安放正确,贴紧患者皮肤	5	3	1	0
		术者拇指按压充电钮充电	5	3	1	0
		双手同时按压放电按钮,嘱其他人	5	3	1	0
		离开患者床旁,口述:(除颤三部曲:①我准备好了;②大家准备好了吗？③我除颤了)	10	8	6	4
		一次未成功,遵医嘱重复操作	5	3	1	0
操作后整理	15	安置患者:擦拭患者身上的导电糊,检查皮肤有无红肿、灼伤;为患者摆舒适体位	5	3	1	0
		擦净电极板上的导电糊	5	3	1	0
		仪器及用物长期置于完好备用状态,洗手,记录	5	3	1	0
整体评价	10	操作熟练,动作麻利,声音洪亮,表述正确	10	8	6	4
总分	100					

四、教学重点、难点

1. 电除颤的位置　除颤的两个电极板一个放置在右上胸(锁骨下方,中线的第2肋间),另一个放置在左乳头外侧,上缘距腋窝7cm左右(腋中线第5肋间)。

2. 电除颤的操作原则

(1)物品准备:用物准备除颤仪、导电糊或盐水纱垫、手消液。除颤前准备电极板均匀旋转,涂抹导电糊,或垫盐水纱垫。

(2)能量选择:成人 VF 或无脉 VT 使用单相波的能量为360J。双相波为150~200J。

(3)充电:按除颤仪或电极板上的充电按钮,立即充电到所需的能量。

(4)放电:双手同时按压放电按钮,给予电击除颤。除颤三部曲:①我准备好了!②大家准备好了吗？我要开始除颤了!

(5)安置患者:擦拭患者身上的导电糊,检查皮肤有无红肿、灼伤。

第十六节　气管插管术护理技术

一、气管插管术护理技术规范

工作目标	工作规范要点	结果标准
1. 严格遵守无菌操作原则 2. 配合插管动作熟练、迅速	1. 严格无菌技术操作原则 2. 用物准备齐全,备吸痰器 3. 协助医师站位,手法正确 4. 选择合适气管导管、导丝 5. 气囊注气 5～10ml 6. 胶布固定美观、牢固 7. 操作过程中随时观察患者缺氧状况、氧饱和度 8. 标注插管时间、长度	1. 护士操作严格遵循无菌操作原则 2. 护士操作过程规范、准确

二、气管插管术护理技术标准操作流程

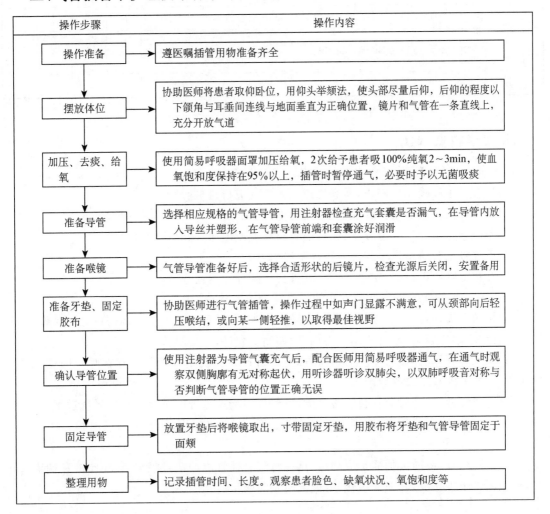

操作步骤	操作内容
操作准备	遵医嘱插管用物准备齐全
摆放体位	协助医师将患者取仰卧位,用仰头举颏法,使头部尽量后仰,后仰的程度以下颌角与耳垂间连线与地面垂直为正确位置,镜片和气管在一条直线上,充分开放气道
加压、去痰、给氧	使用简易呼吸器面罩加压给氧,2次给予患者吸100%纯氧2～3min,使血氧饱和度保持在95%以上,插管时暂停通气,必要时予以无菌吸痰
准备导管	选择相应规格的气管导管,用注射器检查充气套囊是否漏气,在导管内放入导丝并塑形,在气管导管前端和套囊涂好润滑
准备喉镜	气管导管准备好后,选择合适形状的后镜片,检查光源后关闭,安置备用
准备牙垫、固定胶布	协助医师进行气管插管,操作过程中如声门显露不满意,可从颈部向后轻压喉结,或向某一侧轻推,以取得最佳视野
确认导管位置	使用注射器为导管气囊充气后,配合医师用简易呼吸器通气,在通气时观察双侧胸廓有无对称起伏,用听诊器听诊双肺尖,以双肺呼吸音对称与否判断气管导管的位置正确无误
固定导管	放置牙垫后将喉镜取出,寸带固定牙垫,用胶布将牙垫和气管导管固定于面颊
整理用物	记录插管时间、长度。观察患者脸色、缺氧状况、氧饱和度等

三、气管插管术护理技术评分标准

项目	标准分值	质量标准	评分等级			
			A	B	C	D
仪表	5	服装整洁,仪表端庄	5	3	1	0
操作前准备	25	洗手,戴口罩	5	3	1	0
		备齐插管用物	10	8	6	4
		选择合适气管导管并检查导管气囊是否漏气	10	8	6	4
评估	5	评估患者病情意识	5	3	1	0
卧位	10	患者体位摆放正确,充分开放气道	10	8	6	4
操作过程	35	加压给氧方法正确	5	3	1	0
		站位正确,及时吸痰	10	8	6	4
		检查是否在气管内,方法正确,气囊注气、充盈	10	8	6	4
		固定美观、牢固,标记时间	10	8	6	4
操作后	10	观察患者病情,整理用物,协助患者取舒适体位	10	8	6	4
综合评价	10	动作轻巧、准确,操作规范	10	8	6	4
总分	100					

四、教学重点、难点

1. **重点** 气管插管指征是本节的重点内容

(1)患者自主呼吸突然停止,需紧急建立人工气道行机械呼吸和治疗者。

(2)因严重低氧血症或高碳酸血症,或其他原因需要较长时间机械通气者。

(3)不能自主清除呼吸道分泌物、胃内容物反流或出血,随时有误吸危险者。

(4)下呼吸道分泌物过多或出血需反复吸引者。

(5)存在上呼吸道损伤、狭窄、阻塞、气管食管瘘等影响通气者。

2. **难点** 气管插管术常见并发症的预防是本节的难点。

(1)机械性损伤:插管动作粗暴及喉镜操作不当,可导致牙齿脱落或损伤口腔内黏膜,因此操作过程中应动作轻柔,避免使用蛮力插管,如病情允许,可尽早拔管。

(2)误入食管:充分显露声门后再行置管,置管过程中观察患者是否存在呼吸困难、发绀、烦躁不安、血氧饱和度改变等情况。

(3)心律失常:插管时导管会刺激会厌,反射性引起迷走神经及交感神经系统过度兴奋,进而出现心动过缓或心搏骤停,插管时严密监测心率、心律的变化,如有异常随时报告医师进行抢救。

(4)导管堵塞:协助医师插管成功后,迅速将气管插管内的痰液吸出,以免痰液黏稠堵塞导管,遵医嘱给予雾化吸入,加强湿化,有痰液时及时吸出。

第十七节　气管切开术护理技术

一、气管切开术护理技术规范

工作目标	工作规范要点	结果标准
1. 有效配合医师为危重患者行气管切开术 2. 保持患者呼吸道通畅，便于气道分泌物的吸引 3. 改善患者通气功能	1. 建立静脉通路 2. 药品准备，如镇静、局麻及血管活性药品 3. 根据患者年龄、性别选择不同内径的气管套管，吸氧设备，气管切开包，手术灯，垫肩枕，凡士林油纱条，无菌纱布，吸引器、吸痰管 4. 告知患者家属及清醒患者行气管切开的必要性，消除恐惧心理取得配合 5. 彻底清除气道及口鼻腔内分泌物 6. 协助患者摆体位，平卧肩下垫一小枕，头尽量后仰，并保持正中位 7. 根据医嘱静脉给药，待患者镇静后开始操作 8. 手持吸痰管待用 9. 密切观察患者生命体征，有特殊病情变化及时报告医师 10. 气管切开套管置入后，即用注射器向气管导管气囊内注入 8～10ml 空气，气管垫垫于气管切开处，并随时观察气切处出血情况 11. 按医师指示进行吸痰 12. 确认导管位置正确后，用寸带固定导管 13. 根据医嘱连接呼吸机	1. 严格无菌操作，防止交叉感染 2. 配合过程中安全、及时、准确 3. 寸带固定牢固，松紧适宜 4. 患者及家属满意

二、气管切开术护理技术标准操作流程

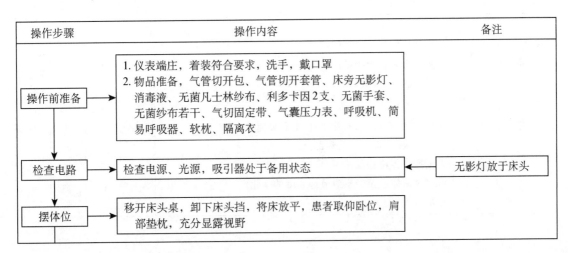

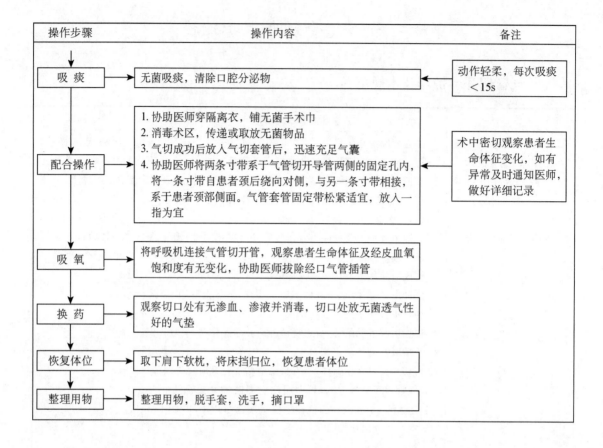

操作步骤	操作内容	备注
吸痰	无菌吸痰，清除口腔分泌物	动作轻柔，每次吸痰 <15s
配合操作	1. 协助医师穿隔离衣，铺无菌手术巾 2. 消毒术区，传递或取放无菌物品 3. 气切成功后放入气切套管后，迅速充足气囊 4. 协助医师将两条寸带系于气管切开导管两侧的固定孔内，将一条寸带自患者颈后绕向对侧，与另一条寸带相接，系于患者颈部侧面。气管套管固定带松紧适宜，放入一指为宜	术中密切观察患者生命体征变化，如有异常及时通知医师，做好详细记录
吸氧	将呼吸机连接气管切开管，观察患者生命体征及经皮血氧饱和度有无变化，协助医师拔除经口气管插管	
换药	观察切口处有无渗血、渗液并消毒，切口处放无菌透气性好的气垫	
恢复体位	取下肩下软枕，将床挡归位，恢复患者体位	
整理用物	整理用物，脱手套，洗手，摘口罩	

三、气管切开术的护理配合技术评分标准

项目	标准分值	操作要点	评分等级			
			A	B	C	D
仪表	5	服装整洁,仪表端庄	5	3	1	0
操作前准备	15	物品准备齐全	5	3	1	0
		病房环境整洁、安静、舒适	4	3	1	0
		检查各个装置处于备用状态	2	1	0	0
		洗手符合要求,戴口罩	4	3	1	0
操作过程	60	移开床头桌,卸下床头	2	1	0	0
		床放平,取仰卧位,肩部垫枕,充分显露视野	2	1	0	0
		无菌吸痰,清理口腔及咽部分泌物	5	3	1	0
		无菌操作传递物品	8	5	3	2
		观察生命体征及经皮血氧饱和度的变化	7	4	3	2
		充足气囊	6	4	2	1

（续　表）

项目	标准分值	操作要点	评分等级			
			A	B	C	D
操作过程	60	正确固定寸带	10	6	4	2
		正确连接呼吸机	5	3	1	0
		切口处换药	10	6	4	2
		恢复体位	5	3	2	1
操作后	10	洗手、取下口罩符合要求	5	3	1	0
		操作在 15min 内完成	5	3	1	0
提问	10	怎样固定气切套管	10	6	4	2
总分	100					

四、教学重点、难点

1. 重点

（1）气切套管的固定：是此项操作重点内容，可以现场实操的方式向学员进行示范、讲解，同时让学员进行操作练习，对不正确的地方加以指导。

（2）固定方法：备好两条置于橡胶管内的寸带，协助医师将两条寸带系于气管切开导管两侧的固定孔内，将一条寸带自患者颈后绕向对侧，与另一条寸带相按，系于患者颈部侧面（系死结），剪掉多余的部分。

2. 难点　气管切开术后并发症的预防是本节的难点。

（1）出血：①术后早期易出现切口处出血，早期应严密观察切口处有无出血倾向；②选择合适的气管套管，患者烦躁时，适当给予镇静，以防气管套管旋转损伤气管壁及血管；③采用正确的吸痰方式，动作轻柔，避免损伤患者气道黏膜；④一旦发生大出血，及时报告医师，协助医师立即进行气管切开或局部压迫止血。

（2）导管意外脱出：是非常紧急而严重的情况，如不能及时处理可发生窒息，致呼吸停止。术后 7 日内窦道尚未形成，导管意外脱出时立即通知耳鼻喉科医师处理，不可擅自插入。

（3）皮下气肿：术中筋膜或软组织剥离过多、气管切开过大及伤口缝合太紧等，患者剧烈咳嗽导致胸腔压力过高等均可出现皮下气肿。护士应加强观察颈部皮肤是否有变粗的倾向，听诊有捻发音或小爆破音，如有异常及时报告医师，及早处理，以免影响呼吸和循环。

（4）气管内套管堵塞：患者呼吸道分泌物过多、黏稠，气道湿化不到位，内套管清洗不彻底都可引起内套管堵塞。吸痰时动作轻柔，痰液黏稠时给予注水吸痰，尽可能地吸净痰液，加强气道的湿化，定时给予雾化吸入；保持呼吸道通畅，定时清洗内套管，用 55% 乙醇浸泡消毒，并用灭菌注射用水冲洗干净，及时插入，分泌物较多时，应随时清洗。

第十八节　气管切开术后换药技术

一、气管切开术后换药技术规范

工作目标	工作规范要点	结果标准
1. 预防和控制感染,促进伤口愈合 2. 保持伤口敷料清洁、干燥,减少并发症 3. 及时更换敷料,确保患者舒适	1. 评估病房内温度、湿度、清洁情况 2. 了解患者呼吸频率、呼吸节律,检查气管套管固定带松紧度,以一指为宜 3. 物品准备,监护仪,吸痰盘(换药碗1个,镊子2把,生理盐水,20ml注射器,75%乙醇,棉签、无菌气垫,器官固定带) 4. 患者准备,协助患者取去枕平卧位并后仰 5. 换药前彻底清除气管套管及口鼻腔内分泌物 6. 了解患者伤口有无出血、皮下气肿、感染 7. 换药时动作要轻柔,避免牵拉气管套管 8. 严格遵守消毒隔离制度,痰液较多、渗血、出汗较多患者及时更换敷料,保持敷料清洁干燥	1. 严格无菌操作,防止交叉感染 2. 根据气管切开伤口情况选择敷料 3. 寸带固定牢固,松紧适宜 4. 保持伤口敷料及固定带清洁、干燥

二、气管切开术后换药标准操作流程

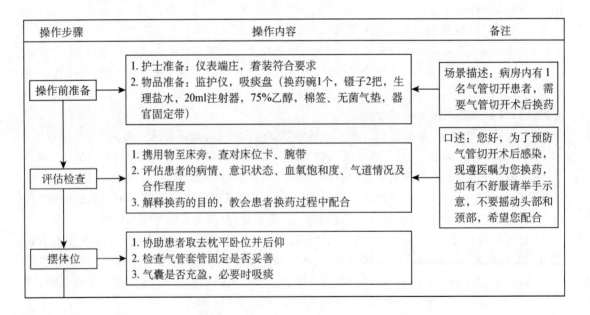

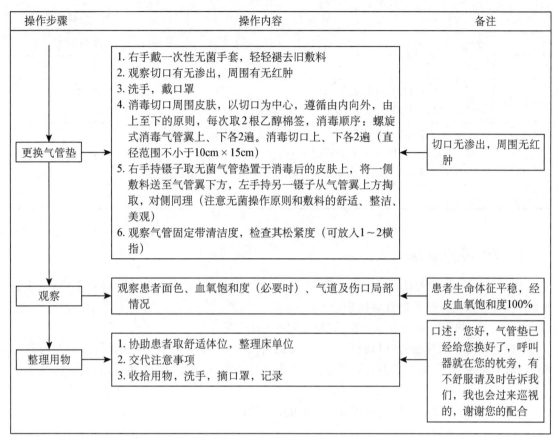

操作步骤	操作内容	备注
更换气管垫	1. 右手戴一次性无菌手套，轻轻褪去旧敷料 2. 观察切口有无渗出，周围有无红肿 3. 洗手，戴口罩 4. 消毒切口周围皮肤，以切口为中心，遵循由内向外，由上至下的原则，每次取2根乙醇棉签，消毒顺序：螺旋式消毒气管翼上、下各2遍。消毒切口上、下各2遍（直径范围不小于10cm×15cm） 5. 右手持镊子取无菌气管垫置于消毒后的皮肤上，将一侧敷料送至气管翼下方，左手持另一镊子从气管翼上方掏取，对侧同理（注意无菌操作原则和敷料的舒适、整洁、美观） 6. 观察气管固定带清洁度，检查其松紧度（可放入1~2横指）	切口无渗出，周围无红肿
观察	观察患者面色、血氧饱和度（必要时）、气道及伤口局部情况	患者生命体征平稳，经皮血氧饱和度100%
整理用物	1. 协助患者取舒适体位，整理床单位 2. 交代注意事项 3. 收拾用物，洗手，摘口罩，记录	口述：您好，气管垫已经给您换好了，呼叫器就在您的枕旁，有不舒服请及时告诉我们，我也会过来巡视的，谢谢您的配合

三、气管切开术后换药评分标准

项目	标准分值	操作要点	评分等级			
			A	B	C	D
仪表	5	服装整洁,仪表端庄	5	3	1	0
操作前准备	15	物品准备齐全	5	3	1	0
		评估患者意识、生命体征	4	3	1	0
		查对医嘱、床号、姓名	2	1	0	0
		向患者解释操作目的并取得患者配合	4	3	1	0
操作过程	60	患者体位合适舒适	5	3	1	0
		检查气切固定等方法正确	2	1	0	0
		检查气囊方法正确,消毒范围符合要求	3	2	1	0
		取无菌敷料方法正确	8	5	3	1
		敷料更换手法正确	6	4	2	0
		敷料更换过程无菌操作	10	6	4	2
		更换敷料后整洁、美观	5	3	1	0
		更换后再次检查固定带	2	1	0	0
		观察患者生命体征	10	6	4	2
		妥善安置患者、整理床单位	5	3	1	0
		交代注意事项	4	3	1	0

（续　表）

项目	标准分值	操作要点	评分等级			
			A	B	C	D
操作后	10	正确处理医疗垃圾 洗手、摘口罩、记录，操作在 8min 内完成	5 5	3 3	1 1	0 0
提问	10	选择其中一项提问 1. 气管切口处换药消毒范围是什么 2. 为什么要进行气管切开术后换药	10	5	3	0
总分	100					

四、教学重点、难点

1. 重点　操作前的评估是此项操作的重点。操作前评估患者生命体征是否平稳，是否需要吸痰，气管固定带是否在有效固定位。

2. 难点　如何有效全方位地换药是此项操作的难点。

(1)气管切开术后换药：以切口为中心，遵循由内向外、由上至下的原则，每次取 2 根乙醇棉签，消毒顺序为：①螺旋式消毒气管翼上、下各 2 遍；②消毒切口上、下各 2 遍（直径范围不＜10cm×15cm）。

(2)消毒：因切口位置的特殊性，必要时可反复消毒。

第十九节　气管套管内套管更换及清洗技术

一、气管套管内套管更换及清洗技术规范

1. 工作目标
(1)明确更换气管套管规范。
(2)确保换管顺利。
(3)使呼吸机能正常运转。

2. 工作规范要点
(1)遵循查对制度，符合技术操作原则。
(2)环境整洁，安全，安静。
(3)更换气管套管方法正确。
(4)消毒套管方法正确。

3. 结果标准　护士操作过程规范、准确。

4. 流程说明
(1)气管套管内套管：分为一次性塑料套管和金属套管。对于一次性塑料套管，每天用清水清洗即可；对于金属套管，需每天清洗，以防止结痂或痰液分泌物堵塞内套管。此外，还需要进行消毒处理。消毒可在专门的消毒锅里消毒，也可使用高压锅消毒，使内套管在煮沸的开水

持续煮一段时间。

（2）气管套管内套管更换及清洗流程

①用物准备：治疗盘 1 个、治疗碗 2 个、镊子 2 把、生理盐水棉球 6～8 个、扁带（必要时）、弯盘。

②核对、解释：核对医嘱（治疗单），患者床号、姓名；解释操作的目的、注意事项及配合的技巧。

③吸痰：颌下垫无菌治疗巾（有经气管切开管吸氧的，吸氧管可放于治疗巾上；使用呼吸机患者呼吸机螺纹接头也可放于无菌治疗巾上，注意避免污染）吸痰时先吸气道、声门下再吸口鼻腔的痰液。

④取出内套：左手戴无菌手套或持镊子固定气管外套，右手戴无菌手套或持止血钳把内套缺口旋至外套固定点，顺套管弧度方向取出。

⑤清洁气管套管外套：用盐水棉球擦洗气管切开管外套边缘和外套蝴蝶翼。

⑥更换内套：取已消毒内套顺套管弧度方向放回气管外套管内。

⑦清洗内套：用棉签擦拭气管内套痰液，清水冲洗，检查是否有残余痰痂。

⑧观察：观察患者的呼吸、血氧饱和度。

⑨记录：气管切开伤口情况，套管是否通畅，痰液的颜色和量。

二、气管套管内套更换及清洗技术标准操作流程

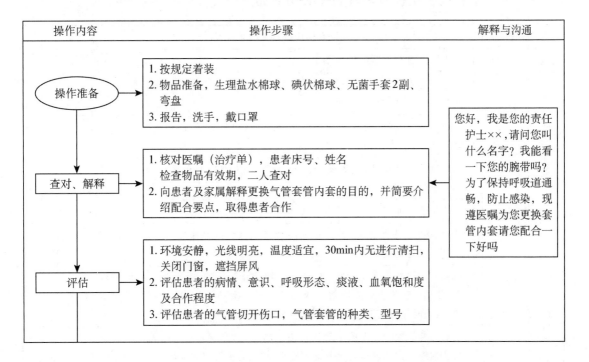

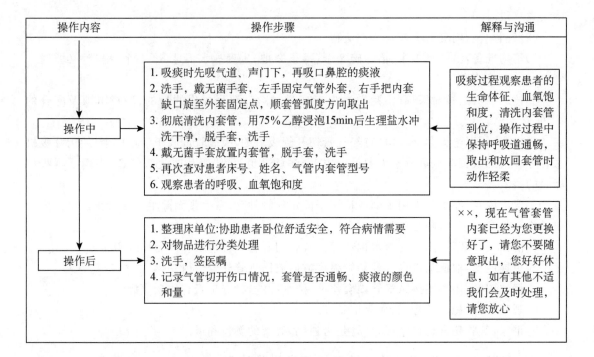

三、气管套管内套更换及清洗技术评分标准

项目	总分	技术操作要求及分值	得分	扣分
仪表	5分	仪表端庄(2分),服装整洁(3分)	5	
操作前准备	10分	1. 评估　患者基本信息、病情、生命体征、意识、心理、气管切开伤口情况、痰液情况、自理能力等	3	
		2. 环境准备　安静、光线明亮、温度适宜,30min 内无进行清扫,控制人员流动,拉好布帘或屏风	2	
		3. 用物准备　治疗盘、治疗碗 2 个、镊子 2 把、生理盐水棉球 6～8 个、扁带(必要时)、弯盘	2	
		4. 患者准备　取 30°～40°体位(根据病情)	3	
操作过程	70分	1. 核对、解释　核对医嘱(治疗单),患者床号、姓名;解释操作的目的、注意事项及配合的技巧	5	
		2. 吸痰　颌下垫无菌治疗巾(有经气管切开管吸氧的,吸氧管可放治疗巾上;使用呼吸机患者呼吸机螺纹接头也可放无菌治疗巾上,注意避免污染)吸痰时先吸气道、声门下再吸口鼻腔的痰液	10	
		3. 取出内套　左手戴无菌手套或持镊子固定气管外套,右手戴无菌手套或持止血钳把内套缺口旋至外套固定点,顺套管弧度方向取出	5	
		4. 清洁气管套管外套　用盐水棉球擦洗气管切开管外套边缘和外套蝴蝶翼	20	
		5. 更换内套　取已消毒内套顺套管弧度方向放回气管外套管内	10	

（续　表）

项目	总分	技术操作要求及分值	得分	扣分
操作过程	70分	6. 清洗内套　用棉签擦拭气管内套痰液,清水冲洗,检查是否有残余痰痂	5	
		7. 内套送消毒　内套管用胶带装入,备注科室、内套管型号,送供应室消毒	5	
		8. 观察　观察患者的呼吸、血氧饱和度	5	
		9. 记录　气管切开伤口情况,套管是否通畅,痰液的颜色和量	5	
操作后	10分	1. 整理　患者卧位舒适安全,符合病情需要,注意保暖	3	
		2. 病床单位　干净、整洁,用物归位放置	3	
		3. 护士　洗手,关心患者,与患者及家属有效沟通,操作熟练、规范,动作敏捷、稳重、安全,程序准确	4	
提问	5分	提问　掌握(5分)、部分掌握(3分)、未掌握(0分)	5	
总分	100			

四、教学重点、难点

1. 教学重点
(1)操作前患者评估与患者准备。
(2)气管内套管的清洗流程。
2. 教学难点　气管套管的更换手法及流程。

第二十节　气囊压测定技术

一、气囊压测定技术规范

1. 工作目标
(1)监测气囊压力,使呼吸机使用更加安全。
(2)减少气道黏膜压力损伤,避免误吸。
(3)减少食管气管瘘。
(4)减少呼吸机相关性肺炎等并发症的发生。

2. 工作规范要点
(1)遵循查对制度,符合技术操作原则。
(2)环境整洁、安全、安静。
(3)连接气囊表正确。
(4)正确观察气囊表刻度。
(5)听诊双肺呼吸音是否对称。

3. 结果标准　护士操作过程规范、准确。

4. 流程说明
(1)气囊压:指接受有创机械通气治疗的患者,经口或经鼻气管插管,或者气管切开导管外气囊的压力。为减少气管壁的损伤,应当控制气囊压力在 $25\sim30cmH_2O$。

(2)气囊测定技术护理操作原则

①用物准备,压力表 1 个、5ml 一次性注射器 1 个、治疗巾 1 张、乙醇棉签 2 根、检查手表 1 个、吸痰管数根及弯盘、听诊器等。

②核对医嘱,备齐用物,携用物至患者床旁,核对患者,向患者解释操作的目的和注意事项。

③病情允许取低半卧位。

④听诊器听患者双肺呼吸音是否对称,是否需要吸痰。

⑤铺治疗巾于患者颈下胸前,弯盘置于右侧,调整气管插管或气管切开管位于中立位。

⑥先将气囊外露于患者体外,延长管开口端乙醇棉签消毒,压力表充气口乙醇棉签消毒,待干。

⑦用 5ml 一次性注射器将气囊原有气体抽尽,立即将气囊开口端与气囊表充气口连接。

⑧关闭气囊表充气气阀,开始捏充气囊充气。

⑨观察气囊表盘刻度,一般患者充气压力为 $25\sim30cmH_2O$(婴幼儿及老年人视情况而定或遵医嘱)。

⑩充气压力达到所需刻度后取下气囊表。

⑪听诊器听诊双肺呼吸音是否对称,是否需要吸痰。

⑫处理手术用物,整理床单位。

⑬处理用物,洗手,记录。

二、气囊压测定标准操作流程

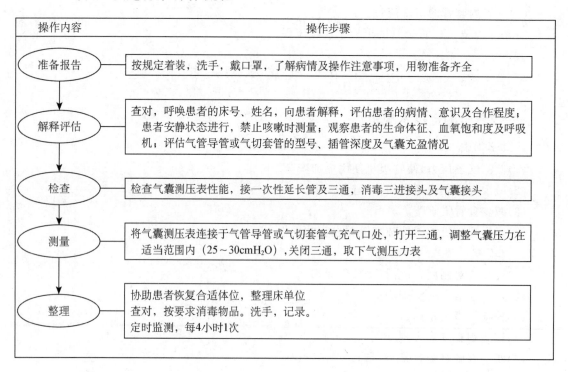

操作内容	操作步骤
准备报告	按规定着装,洗手,戴口罩,了解病情及操作注意事项,用物准备齐全
解释评估	查对,呼唤患者的床号、姓名,向患者解释,评估患者的病情、意识及合作程度;患者安静状态进行,禁止咳嗽时测量;观察患者的生命体征、血氧饱和度及呼吸机;评估气管导管或气切套管的型号、插管深度及气囊充盈情况
检查	检查气囊测压表性能,接一次性延长管及三通,消毒三进接头及气囊接头
测量	将气囊测压表连接于气管导管或气切套管气充气口处,打开三通,调整气囊压力在适当范围内($25\sim30cmH_2O$),关闭三通,取下气测压力表
整理	协助患者恢复合适体位,整理床单位 查对,按要求消毒物品。洗手,记录。 定时监测,每4小时1次

三、气囊压测定评分标准

项目	总分	技术操作要求及分值	得分	扣分
仪表	5分	仪表端庄(2分)	2	
		服装整洁(3分)	3	
操作前准备	10分	评估患者基本信息、病情、生命体征、意识、心理,评定气管导管或气切套管型号、抽管深度及气囊充盈情况	3	
		环境准备,安静、光线明亮、温度适宜,30min 内无进行清扫,控制人员流动,拉好布帘或屏风	2	
		用物准备,压力表1个、5ml 一次性注射器1个、治疗巾1张、乙醇棉签2根、检查手表1个、吸痰管数根及弯盘、听诊器	2	
		患者取 30°~40°体位(根据病情)	3	
操作过程	70分	核对医嘱(治疗单)、患者床号、姓名;解释操作的目的、注意事项及配合的技巧	10	
		挤压气囊、检验是否漏气	10	
		将气囊压力表连接和气管导管或气切套囊充气口处	5	
		观察气囊压力表指针位置,即气管导管目前气囊内压力	10	
		当气囊压力<25cmH$_2$O 时,轻轻挤压气囊压力表向气管导管气囊内充气,直到气囊压力表指针指向 30cmH$_2$O	10	
		当气囊压力>30cmH$_2$O 时,轻轻按压红色放气阀,直到气囊压力表指针指向 30cmH$_2$O	10	
		整理床单位,帮助患者取舒适卧位	5	
		洗手,摘口罩	5	
		统计测压气囊压力时间、数值、知识宣传教育	5	
评价	15分	全过程动作熟练、规范,符合操作标准	5	
		语言通俗易懂,态度和蔼,沟通有效	5	
		目标、注意事项回复全方面	5	
总分	100			

四、教学重点、难点

1. 教学重点

(1)操作前患者评估与患者准备。

(2)气囊压测定过程。

2. 教学难点 气囊压测定压力值判定。

第二十一节 呼吸机监护技术

一、呼吸机监护技术规范

1. 工作目标

(1)改善通气。

（2）改善换气。

（3）改善呼吸功能。

2. 工作规范要点

（1）遵循查对制度，符合技术操作原则。

（2）环境整洁、安全、安静。

（3）连接呼吸机正确。

（4）正确设定报警参数。

（5）及时、准确、有效处理呼吸机报警。

3. 结果标准　护士操作过程规范、准确。

4. 流程说明

（1）呼吸机：是通过预设的压力和容量，对患者进行通气支持的一种多功能仪器。

（2）呼吸机监护技术护理操作原则

①用物准备，呼吸机1台，肺膜、管路各1套及氧气、蒸馏水、听诊器、呼吸过滤器、呼吸机连接管。

②选择合适的呼吸机管路，正确连接，接上肺膜，检查呼吸机，确认呼吸机正常工作；根据患者的情况选择合适的呼吸模式，设置呼吸机参数。

③向湿化瓶内加蒸馏水至水位线，调节湿化器温度。

④将呼吸机送气管道末端与患者面罩或气管导管紧密连接好。

⑤机械通气开始后，立即听诊双肺呼吸音。

⑥使用呼吸机期间，可根据患者自主呼吸情况选择控制呼吸或辅助呼吸。监测血气分析及患者的生命体征变化，保证呼吸道通畅。

⑦患者自主呼吸恢复，达到停机要求时，应及时撤除呼吸机。

二、呼吸机监护技术标准操作流程

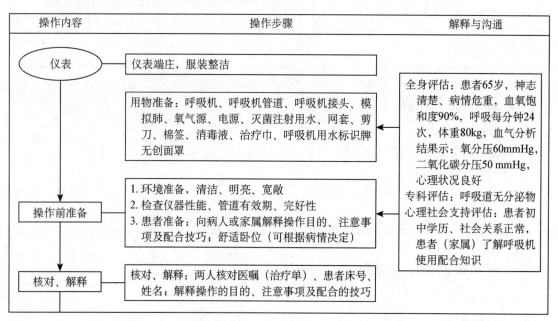

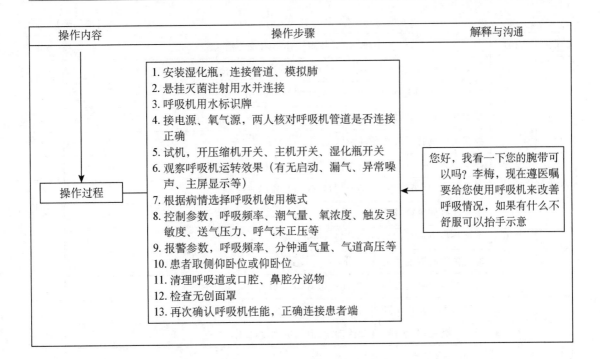

三、呼吸机监护技术评分标准

项目	总分	技术操作要求及分值	得分
仪表	5分	仪表端庄(2分),服装整洁(3分)	5
操作前准备	20分	全身评估(3分):患者病情、意识状态、呼吸情况、血氧情况、血气分析结果、患者的年龄、体重、心理状况等	3
		专科评估(4分):呼吸道分泌物情况	4
		心理社会支持评估(2分):患者的文化水平、社会关系,患者(家属)对呼吸机使用配合知识的认知程度	2
		环境准备(2分):清洁、明亮、宽敞	2
		用物准备(4分):呼吸机、呼吸机管道、呼吸机接头、模拟肺、氧气源、电源、注射用水、网套、剪刀、棉签、消毒液、治疗巾、呼吸机用水标识牌、无创面罩	4
		检查仪器性能、管道有效期、完好性(3分)	3
		患者准备(2分):向患者或家属解释操作目的、注意事项及配合技巧;舒适卧位(可根据病情决定)	2
操作过程	50分	核对、解释(5分):两人核对医嘱(治疗单)、患者床号、姓名(2分);解释操作的目的、注意事项及配合的技巧(3分)	5
		安装湿化瓶、连接管道、模拟肺(5分)	5
		悬挂注射用水并连接(2分)	2
		呼吸机用水标识牌(1分)	1

(续　表)

项目	总分	技术操作要求及分值	得分
操作过程	50分	接电源、氧气源(1分)，两人核对呼吸机管道是否连接正确(1分)	2
		试机(3分)：开压缩机开关(1分)、主机开关(1分)、湿化瓶开关(1分)	3
		观察呼吸机运转效果(有无启动、漏气、异常噪声、主屏显示等)(4分)	4
		根据病情选择呼吸机使用模式(2分)	2
		控制参数：呼吸频率、潮气量、氧浓度、触发灵敏度、送气压力、呼气末正压等(10分)	10
		报警参数：呼吸频率、分钟通气量、气道高压(3分)	3
		患者取侧仰卧位或仰卧位(2分)	2
		清理呼吸道或口腔、鼻腔分泌物(5分)	5
		检查无创面罩是否完好(2分)	2
		再次确认呼吸机性能，正确连接患者端(4分)	4
操作后	20分	观察患者有无自主呼吸，自主呼吸与呼吸机是否同步(4分)	4
		观察呼吸频率、节律、胸廓活动度、血氧饱和度(2分)	2
		无创面罩，各管道是否固定、通畅(2分)	2
		记录病情改善情况、血气分析结果；呼吸机使用性能情况(4分)	4
		按病情协助患者取舒适的体位，注意保暖(2分)	2
		病床单位干净、整洁(2分)	2
		分类处理用物(2分)	2
		落实手卫生(2分)	2
提问	5分	提问：常见呼吸机参数及报警处理 掌握(5分)、部分掌握(3分)、未掌握(0分)	5
总分	100		

四、教学重点、难点

1. 教学重点

(1)操作前患者评估与患者准备。

(2)呼吸机管路的连接。

2. 教学难点　呼吸机参数的调节。

第二十二节　使用呼吸机患者口腔护理技术

一、使用呼吸机患者口腔护理技术规范

1. 工作目标

(1)清除口腔异味。

(2)清除微生物及其他污垢。

(3)促进口腔血液循环。

(4)观察口腔黏膜和舌苔变化,提供病情的动态信息。

2．工作规范要点

(1)遵循查对制度,符合无菌技术操作原则。

(2)环境整洁、安全、安静。

(3)擦洗顺序及手法正确。

(4)棉球湿度合适,数量前后吻合。

(5)口腔疾患处理及时。

(6)保持已灭菌物品处于无菌状态。

3．结果标准　护士操作过程规范、准确。

4．流程说明

(1)口腔护理:可清除口腔异味,促进患者食欲;清除微生物及其他污垢,防止细菌繁殖;促进口腔血液循环,观察口腔黏膜和舌苔变化,提供病情的动态信息。

(2)使用呼吸机患者口腔护理操作原则

①用物准备:口腔护理盘(棉球、镊子2把、弯盘、小换药碗),压舌板、治疗巾、纱布、液状石蜡、胶布、手电筒,必要时备开口器。

②棉球湿度适宜,擦洗时镊子夹住棉球的1/2,避免直接碰及患者牙齿、黏膜。擦洗舌面及硬腭时勿触及咽部,以免引起恶心。动作轻柔,避免损伤口腔黏膜及牙龈。

③一人固定气管插管,一人进行口腔护理。

④对发热、口唇干燥的患者,于口腔护理前后涂液状石蜡或唇膏。对于长期应用抗生素、激素者,应注意观察口腔黏膜有无真菌感染。

⑤操作前后清点棉球数目,每次只能夹持1个纱球,以防遗留口腔内。传染病患者的用物须按消毒隔离原则处理。

⑥固定好气管插管。

二、使用呼吸机患者口腔护理标准操作流程

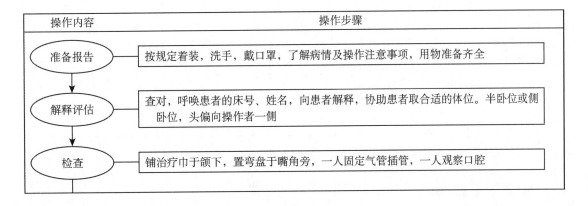

操作内容	操作步骤
擦洗	1. 拧干棉球, 嘱患者咬合上、下齿, 用压舌板轻轻撑开左侧颊部, 用镊子夹取棉球1/2, 由上而下, 由内而外擦洗左侧面, 同法擦右侧面。嘱患者张口, 擦洗左上内侧面-左上咬合面-左下内侧面-左下咬合面-左侧颊部。同法擦洗右侧 2. 擦洗舌面及腭部 3. 擦洗完毕, 固定气管插管, 擦干面部, 口唇干裂者涂唇膏或液状石蜡
整理	1. 协助患者恢复合适体位, 整理床单位 2. 查对, 按要求消毒物品。洗手, 记录

三、使用呼吸机患者口腔护理评分标准

项目	标准分值	技术操作要求	评分等级			
			A	B	C	D
准备	3	着装符合要求,剪指甲、洗手,戴口罩	3	2	1	0
	3	物品准备齐全放置合理	3	2	1	0
	4	环境整洁、安全、安静	4	3	2	1
解释	2	严格查对,解释得当	2	1	0	0
	3	体位合适	3	2	1	0
检查	4	铺治疗巾,弯盘位置符合要求	4	3	2	1
	6	固定气管插管	6	5	4	3
擦洗	10	棉球湿度合适,数量前后吻合	10	8	6	4
	15	擦洗顺序及手法正确	15	10	8	4
	6	口腔疾患处理正确	6	5	4	3
	4	擦洗过程询问患者感受	4	3	2	1
	6	固定气管插管	6	5	4	3
	4	擦干患者面部	4	3	2	1
	4	操作中不污染患者衣服和床单位	4	3	2	1
整理交代	2	协助患者恢复体位	2	1	0	0
	3	整理患者床单位	3	2	1	0
	3	查对记录符合要求	3	2	1	0
	3	妥善清理用物,洗手	3	2	1	0
关键缺陷	—	口腔遗漏棉球,液体流入口腔	10	20	30	40
整体印象	5	操作方法正确、熟练	5	4	2	0
	5	体现人文关怀,患者无不适感	5	4	2	0
提问	5					
总分	100					

四、教学重点、难点

1. 教学重点

(1)操作前患者评估与患者准备。

（2）口腔护理的操作流程。

2. 教学难点　口腔护理的操作手法。

第二十三节　使用呼吸机患者吸痰护理技术

一、使用呼吸机患者吸痰护理技术规范

1. 工作目标

（1）严格遵守无菌操作原则。

（2）吸痰时戴无菌手套，以保护患者，预防感染。

（3）患者体征及痰液清理情况良好。

2. 工作规范要点

（1）遵守查对制度，符合无菌技术操作原则。

（2）吸痰操作方法正确。

（3）吸引装置连接方法正确。

（4）连接吸痰管方法正确。

（5）消毒液浸泡量符合要求。

（6）吸痰过程中密切观察患者病情变化。

（7）吸痰时无菌与有菌概念明确。

（8）呼吸机连接管和气管插管处理方法正确。

3. 结果标准

（1）护士操作严格遵循无菌原则。

（2）护士操作过程规范、准确。

4. 流程说明

（1）吸痰法：是利用负压作用，经口、鼻腔、人工气道将呼吸道分泌物或误吸的呕吐物吸出，以保持呼吸道通畅的一种方法，多用于危重、年老体弱、昏迷、全身麻醉未清醒前，存在咳嗽无力或咳嗽反射迟钝、会咽功能不全的患者。

（2）吸痰法操作原则

①用物准备，无菌手套、吸痰管数根、一次性垫巾、负压吸引装置、生理盐水（内加健之素）1瓶（吸痰冲管后浸泡接头）、医疗垃圾桶、洗手液、医嘱本、笔。

②吸痰前严格检查吸引装置性能，正确连接各部件。

③严格无菌操作，避免交叉感染。每吸完一次应更换一根吸痰管，吸痰管不能浸泡在消毒液中反复使用，痰管必须保持无菌，先吸气道，再吸口、鼻腔。

④一次吸引时间不宜超过 15s，连续吸引总时间不超过 3min。吸引负压不可过大，一般成人为 80～120mmHg，以免损伤呼吸道黏膜。

⑤吸痰使用的灭菌注射用水每日更换，每瓶里面加健之素，一次性痰桶里的痰液应少于2/3，注意及时更换，以免液体过多影响吸引及预防感染。

⑥吸痰过程中注意观察患者的病情变化和痰液的颜色、性状、量并做好记录。

⑦如患者痰稠，可以配合翻身扣背、雾化吸入；患者发生缺氧的症状（如发绀、心率下降等

症状)时,<u>应立即吸痰,休息后再吸</u>。

二、使用呼吸机患者吸痰护理标准操作流程

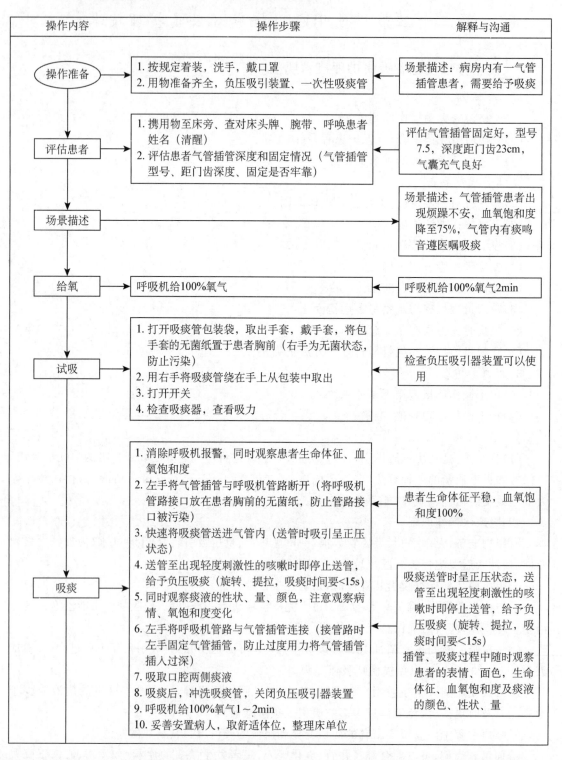

操作内容	操作步骤	解释与沟通

操作准备
1. 按规定着装,洗手,戴口罩
2. 用物准备齐全,负压吸引装置、一次性吸痰管

场景描述:病房内有一气管插管患者,需要给予吸痰

评估患者
1. 携用物至床旁、查对床头牌、腕带、呼唤患者姓名(清醒)
2. 评估患者气管插管深度和固定情况(气管插管型号、距门齿深度、固定是否牢靠)

评估气管插管固定好,型号7.5,深度距门齿23cm,气囊充气良好

场景描述

场景描述:气管插管患者出现烦躁不安,血氧饱和度降至75%,气管内有痰鸣音遵医嘱吸痰

给氧
呼吸机给100%氧气

呼吸机给100%氧气2min

试吸
1. 打开吸痰管包装袋,取出手套,戴手套,将包手套的无菌纸置于患者胸前(右手为无菌状态,防止污染)
2. 用右手将吸痰管绕在手上从包装中取出
3. 打开开关
4. 检查吸痰器,查看吸力

检查负压吸引器装置可以使用

吸痰
1. 消除呼吸机报警,同时观察患者生命体征、血氧饱和度
2. 左手将气管插管与呼吸机管路断开(将呼吸机管路接口放在患者胸前的无菌纸,防止管路接口被污染)
3. 快速将吸痰管送进气管内(送管时吸引呈正压状态)
4. 送管至出现轻度刺激性的咳嗽时即停止送管,给予负压吸痰(旋转、提拉,吸痰时间要<15s)
5. 同时观察痰液的性状、量、颜色,注意观察病情、氧饱和度变化
6. 左手将呼吸机管路与气管插管连接(接管路时左手固定气管插管,防止过度用力将气管插管插入过深)
7. 吸取口腔两侧痰液
8. 吸痰后,冲洗吸痰管,关闭负压吸引器装置
9. 呼吸机给100%氧气1~2min
10. 妥善安置病人,取舒适体位,整理床单位

患者生命体征平稳,血氧饱和度100%

吸痰送管时呈正压状态,送管至出现轻度刺激性的咳嗽时即停止送管,给予负压吸痰(旋转、提拉,吸痰时间要<15s)
插管、吸痰过程中随时观察患者的表情、面色、生命体征、血氧饱和度及痰液的颜色、性状、量

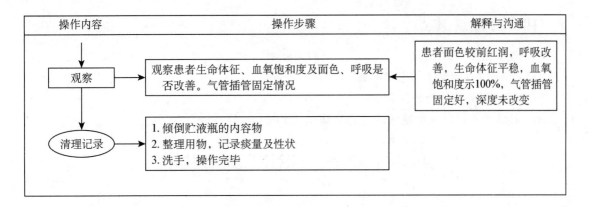

三、使用呼吸机患者吸痰护理评分标准

项目	总分	技术操作要求	评分等级			
			A	B	C	D
仪表	2	服装整洁,仪表端庄,洗手不少于15s	2	1	0	0
评估患者	2	评估患者意识、生命体征	2	1	0	0
准备用物	6	负压吸引装置	3	2	1	0
		一次性吸痰管(内配无菌手套)、生理盐水、手消液	3	2	1	0
床旁查对	10	查对床号姓名(床头牌、腕带两种方式)	5	4	2	0
		评估患者气管插管深度和固定情况(气管插管型号、距门齿深度、固定是否牢靠、气囊是否充盈)	5	4	2	0
操作过程	50	判断患者需吸痰:氧饱和度降至75%,气管内有痰鸣音,遵医嘱吸痰	5	4	2	0
		呼吸机给100%氧气1~2min	5	4	2	0
		备吸痰管手法、连接吸痰管正确	5	4	2	0
		将气管插管与呼吸机管路断开	5	4	2	0
		湿化气道	5	4	2	0
		快速吸痰(送管时吸引呈正压状态)手法正确	5	4	2	0
		观察痰液的性状、量、颜色,注意观察病情、氧饱和度变化	5	4	2	0
		吸取口腔分泌物	5	4	2	0
		无菌操作,避免污染	5	4	2	0
		听诊患者肺内无痰鸣音	5	4	2	0
操作后停机	20	呼吸机给100%氧气1~2min	5	4	2	0
		正确冲洗吸痰管,关闭负压吸引	5	4	2	0
		妥善安置患者,观察生命体征	5	4	2	0
		正确处理医疗垃圾,洗手,记录	5	4	2	0
综合评价	10	动作轻巧、准确,操作规范	5	4	2	0
		流程熟悉,爱伤观念	5	4	2	0
总分	100					

四、教学重点、难点

1. 教学重点
(1)操作前患者评估与患者准备。
(2)呼吸机吸痰的操作流程。
2. 教学难点　呼吸机吸痰的操作手法。

第二十四节　CRRT 护理技术

一、CRRT 护理技术规范

1. 工作目标
(1)严格遵守无菌操作原则
(2)配合医师连接管路熟练、迅速。
2. 工作规范要点
(1)严格无菌技术操作原则。
(2)用物准备齐全。
(3)协助医师连接管路正确。
(4)回抽血液,确定导管通畅,观察有无血栓。
(5)操作过程中随时观察患者生命体征变化。
3. 结果标准
(1)护士操作严格遵循无菌原则。
(2)护士操作过程规范、准确。
4. 流程说明
(1)CRRT:(连续性肾替代治疗)是采用每天连续 24h 或接近 24h 的一种连续性血液净化疗法以替代受损的肾功能,包含了所有连续性地清除溶质,对脏器功能起支持作用的各种血液净化技术。
(2)CRRT 技术配合原则
①物品准备,血液滤过管理、血滤机、50ml 注射器、20ml 注射器、抗凝药、生理盐水、置换液、三通、血气针。必要时准备碳酸氢钠、氯化钾。
②护理人员操作前物品准备要齐全,检查血滤机性能良好,连接电源,安装管理。
(3)遵医嘱正确配制抗凝药。
(4)回抽血液,确定导管通畅,观察有无血栓形成。
(5)连接患者,观察患者生命体征变化,医师设参数。
(6)治疗中监测患者血气分析结果、电解质情况,每小时记录生命体征。
(7)治疗结束后血滤机进行表面消毒擦拭,填写仪器使用手册。

二、CRRT 护理技术标准操作流程

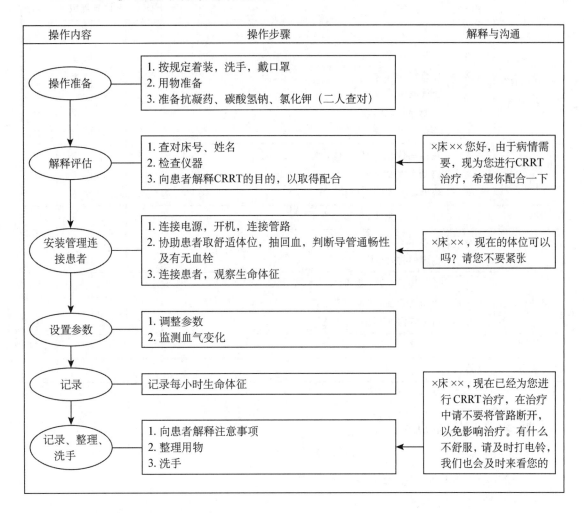

操作内容	操作步骤	解释与沟通
操作准备	1. 按规定着装，洗手，戴口罩 2. 用物准备 3. 准备抗凝药、碳酸氢钠、氯化钾（二人查对）	
解释评估	1. 查对床号、姓名 2. 检查仪器 3. 向患者解释CRRT的目的，以取得配合	×床××您好，由于病情需要，现为您进行CRRT治疗，希望你配合一下
安装管理连接患者	1. 连接电源，开机，连接管路 2. 协助患者取舒适体位，抽回血，判断导管通畅性及有无血栓 3. 连接患者，观察生命体征	×床××，现在的体位可以吗？请您不要紧张
设置参数	1. 调整参数 2. 监测血气变化	
记录	记录每小时生命体征	×床××，现在已经为您进行CRRT治疗，在治疗中请不要将管路断开，以免影响治疗。有什么不舒服，请及时打电铃，我们也会及时来看您的
记录、整理、洗手	1. 向患者解释注意事项 2. 整理用物 3. 洗手	

三、CRRT 护理技术评分标准

项目	标准分值	技术操作要求	评分等级			
			A	B	C	D
操作准备	3	着装符合要求，剪指甲，洗手，戴口罩	3	2	1	0
	3	物品准备齐全放置合理	3	2	1	0
	4	按要求准备用物	4	3	2	1
解释评估	5	严格查对	5	4	3	2
	3	解释得当	3	2	1	0
	5	与患者沟通语言文明，态度好	5	4	3	2

（续　表）

项目	标准分值	技术操作要求	评分等级			
			A	B	C	D
安装管理、连接患者	3	连接电源	3	2	1	0
	2	检查仪器性能	2	1	0	0
	5	正确安装管理	5	4	3	2
	4	判断导管通畅性	4	3	2	1
	6	连接患者	6	3	2	1
设置参数、记录	5	观察参数，记录生命体征	5	4	3	2
	10	监测血气变化	10	8	6	4
	15	协助患者取舒适卧位	15	10	5	2
解释	4	解释操作完毕，告知注意事项	4	3	2	1
整理用物、洗　手	3	整理床单位	3	2	1	0
	2	整理用物，洗手	2	1	0	0
整体印象	4	动作轻柔，技术熟练，符合操作	4	3	2	1
	3	爱伤观念强，注意患者保暖	3	2	1	0
	3	与患者沟通到位	3	2	1	0
提问	8					
总分	100					

四、教学重点、难点

1. 教学重点

(1)操作前患者评估与患者准备。

(2)CRRT 管路的连接。

2. 教学难点　CRRT 的参数调节。

第二十五节　CVC 维护护理技术

一、CVC(中心静脉导管)维护护理技术规范

1. 工作目标　防止感染。

2. 工作规范要点

(1)遵循查对制度。

(2)告知患者，做好准备。

(3)告知患者操作时注意事项，取得患者的配合。护理人员操作前物品准备要齐全。

(4)评估穿刺点，有无肿胀、渗血、渗液，脓性分泌物，穿刺侧肩颈部有无肿胀。

(5)抽回血评估导管情况。如遇贴膜打湿，卷边，穿刺点渗血，要及时更换，无特殊情况要

定期更换。

(6)严格执行无菌操作。

(7)告知患者请勿牵拉管理,贴膜不要打湿。

3. 结果标准

(1)护士操作严格遵循无菌原则。

(2)护士操作规范、准确。

4. 流程说明

(1)用物准备:换药包、输液接头、10ml 预充式导管冲洗器、肝素盐酸注射器、乙醇棉片、胶布、免洗手消毒液、皮尺、标签、签字笔、污物盘、医疗垃圾桶(黄色)、生活垃圾桶(黑色)。

(2)查对医嘱,核对信息,摆体位,核对维护手册,注意保护患者隐私。

(3)评估患者穿刺点,有无肿胀、渗血、渗液,脓性分泌物,穿刺侧肩颈部有无肿胀,评估患者导管是否通畅。

(4)用乙醇、氯己定"顺-逆-顺"方向环形消毒皮肤。

(5)敷料宜选择无菌透明、透气性好的敷料覆盖穿刺点,如遇贴膜打湿、卷边、穿刺点渗血,要及时更换,无特殊情况要定期更换。

(6)记录导管信息标识,包括置管日期、外露长度、更换日期、签名。

(7)维护完成,告知患者不要牵拉管路,穿脱衣服防止导管脱出,贴膜不要打湿,留置期间有任何不适及时告知。

二、CVC 维护护理技术标准操作流程

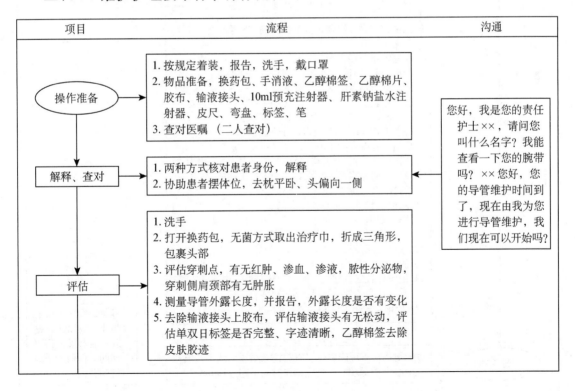

项目	流程	沟通

更换输液接头 →
1. 洗手
2. 打开输液接头包装备用，取预冲注射器释放阻力，取下保护帽，连接输液接头、排气备用
3. 撕开乙醇棉片外包装呈"口"状备用
4. 检查双侧中心静脉导管呈夹毕状态
5. 一手持导管接头上方、另一手移除旧接头
6. 手持乙醇棉片外包装，用乙醇棉片消毒导管口横截面、螺口及外壁，全方位用力擦拭15s，待干5s
7. 连接新接头与预冲注射器，打开小夹子

冲洗导管 →
1. 抽回血评估导管功能
2. 脉冲式冲管
3. 正压封管（如用肝素钠盐水封管，则用备好的肝素钠盐水注射器与输液接头连接，进行封管），关闭小夹子

更换贴膜 →
1. 拆除敷料上的标签，横向固定及蝶形固定胶布
2. 去除原有透明敷料：一手拇指轻压穿刺点，沿四周0°由外向内松解贴膜，固定导管，自远及近（自远离穿刺点向穿刺点方向）撕除旧贴膜
3. 再次评估穿刺点有无红肿、渗血、渗液、脓性分泌物，体外导管长度有无变化
4. 洗手
5. 无菌方式翻转换药包内消毒物品并将换药包铺开
6. 戴无菌手套
7. 无菌纱布包裹，固定导管
8. 消毒：乙醇3遍、氯己定3遍。（操作要点：乙醇：无菌纱布覆盖输液接头提起导管，一手持乙醇棉签避开穿刺点1cm处，以"顺—逆—顺"方向环形消毒皮肤，避免乙醇接触导管，范围为以穿刺点为中心上下10cm，乙醇充分待干5s。氯己定：用氯己定棉签以穿刺点为中心，以"顺—逆—顺"方向环形消毒皮肤，范围同前；体外外露导管、导管连接处及固定柄着重消毒，视导管固定情况摆放导管位置
9. 消毒液充分待干10s
10. 粘贴敷料（透明敷料以穿刺点为中心），无张力粘贴，塑形
11. 胶布蝶形交叉固定导管并横向固定
12. 固定输液接头
13. 脱手套，洗手
14. 记录导管信息标识，横向固定在敷料边缘（内容：置管日期、外露长度、更换日期、签名）
15. 胶布以高举平台法固定输液接头

整理用物 → 收拾用物、整理床单位、宣教注意事项、洗手、填写中心维护记录单；全程操作时间不超过25min

××您好，导管维护已经为您做好了，请您注意不要牵拉导管，穿脱衣服时防止导管脱出，贴膜不要打湿，留置期间有任何不适请告知我们

三、CVC 维护护理技术评分标准

步骤	项目	总分	操作要点	考核要点	评分等级 A	B	C
1	操作准备	4	按规定着装,报告,洗手,戴口罩	着装符合要求,洗手方法正确	2	1	0
			物品准备,换药包、输液接头、10ml 预充式导管冲洗器、肝素盐水注射器、乙醇棉片、乙醇棉签、胶布、免洗手消毒液、皮尺、标签、签字笔、污物盘、医疗垃圾桶(黄色)、生活垃圾桶(黑色)	物品齐全、检查无菌物品均在有效期内	2	1	0
2	患者准备	7	查对医嘱(二人查对)	核对护理记录单	1	0	0
			核对患者信息	2 种以上方式进行核对	2	1	0
			解释操作目的,摆体位	操作注意事项,体位适宜	2	1	0
			核对维护手册	核对置管长度	2	1	0
3	环境准备	1	保护患者隐私,保持环境清洁、室温适宜		1	0	0
4	评估	8	手消毒	方法正确	1	0	0
			打开换药包,无菌方式取出治疗巾	无污染	2	1	0
			铺治疗巾	放置合理	1	0	0
			评估穿刺点、穿刺侧肩颈	测量方法及数值准确,评估正确	2	1	0
			揭开固定输液接头的胶布,用 75%乙醇棉签去除皮肤胶迹,评估输液接头有无松动,单双日标签完整	胶迹去除干净	2	1	0
	更换输液接头	10	手消毒	方法正确	1	0	0
			打开输液接头包装备用	方法正确,无污染	1	0	0
			取出预充式导管冲洗器,释放阻力	释放阻力方法正确	1	0	0
			安装输液接头,排气备用	正确连接无污染	1	0	0
			撕开乙醇棉片外包装呈"口"状备用	方法正确,无污染	1	0	0
			检查静脉导管夹呈夹闭状态,移除旧接头	无遗漏	1	0	0
			手持酒精棉片外包装,用乙醇棉片消毒导管口横截面及外壁,全方位用力擦拭 15s	消毒方法正确,时间达标,无污染	2	1	0
			待干 5s	待干时间充分	1	0	0
			连接新接头与预充式导管冲洗器,打开小夹子	无污染	1	0	0

（续　表）

步骤	项目	总分	操作要点	考核要点	评分等级 A	B	C
5	冲洗导管	8	评估导管,抽回血	回血不可抽至接头或预充式导管冲洗器	3	2	0
			使用预充式导管冲洗器,用脉冲方式冲洗导管	脉冲手法正确	3	2	0
			正压封管,关闭小夹子	手法正确	2	1	0
6	更换透明敷料	55	去除透明敷料外标签及固定胶布	无漏项	1	0	0
			去除原有透明敷料	一手拇指轻压穿刺点	1	0	0
				沿四周 0°平行牵拉透明敷料	2	1	0
				固定导管,自远及近去除原有透明敷料	2	1	0
				不污染穿刺点	2	1	0
			再次评估穿刺点及体外导管外露	评估穿刺点有无红肿、渗血、渗液、脓性分泌物,体外导管长度有无变化	2	1	0
			手消毒	方法正确	2	1	0
			无菌方式翻转换药包内消毒物品并将换药包铺开	换药包无污染	2	0	0
				消毒包无污染	2	0	0
			戴无菌手套	方法正确,无污染	2	0	0
			无菌纱布包裹导管,固定导管	方法正确,无污染	2	0	0
			乙醇脱脂消毒	提起导管	1	0	0
				无菌纱布覆盖提起导管时手套无污染	1	0	0
				环形消毒,顺序顺-逆-顺	3	2	0
				避开穿刺点 1cm 及导管	1	0	0
				消毒范围达标	2	1	0
			乙醇充分待干	待干时间充分 5s	1	0	0
			2% 葡萄糖酸氯己定乙醇消毒	以穿刺点为中心,穿刺点及导管着重擦拭	3	2	0
				放平导管	1	0	0
				着重擦拭固定柄部分	2	1	0
				消毒范围达标	2	0	0

（续　表）

步骤	项目	总分	操作要点	考核要点	评分等级 A	B	C
6	更换透明敷料	55	消毒液充分待干	充分待干时间 10s	1	0	0
			调整导管位置	预摆放导管位置	2	1	0
			粘贴透明敷料	穿刺点在敷料中心	1	0	0
				有固定柄的导管,透明敷料下缘覆盖住固定柄	1	0	0
				无张力粘贴	2	1	0
				自穿刺点沿导管进行塑形	2	1	0
				整片按压,敷料粘贴后无气泡	2	1	0
				正确蝶形交叉固定导管固定装置下缘并横向固定	1	0	0
			脱手套,手消毒	方法正确	2	1	0
			粘贴导管信息标识及固定接头	置管日期、换药时间、导管外露长度及换药者,固定于敷料边缘	2	1	0
				采用高举平台法固定接头	2	1	0
7	维护	7	整理用物	垃圾分类处理	1	0	0
			整理床单位,向患者宣教注意事项	内容全面无漏项	1	0	0
			手消毒,填写患者维护手册及维护记录单	内容全面无漏项	2	1	0
			时间	全程 25min	3	2	1
	总分	100		得分			

四、教学重点、难点

1. 教学重点

(1)操作前患者评估与患者准备。

(2)CVC 的操作流程。

2. 教学难点　CVC 的操作手法。

第二十六节　PICC 维护护理技术

一、PICC 维护护理技术规范

1. 工作目标　防止感染。

2. 工作规范要点

(1)遵循查对制度。

(2)告知患者,做好准备。

(3)告知患者操作时注意事项,取得患者的配合。护理人员操作前物品准备要齐全。

(4)评估穿刺点,有无肿胀、渗血、渗液,脓性分泌物,穿刺侧肩颈部有无肿胀。

(5)抽回血评估导管情况。如遇贴膜打湿,卷边,穿刺点渗血,要及时更换,无特殊情况要定期更换。

(6)严格执行无菌操作。

(7)告知患者请勿牵拉管路,贴膜不要打湿。

3. 结果标准

(1)护士操作严格遵循无菌原则。

(2)护士操作规范、准确。

4. 流程说明

(1)用物准备:PICC 换药包、输液接头、10ml 预充式导管冲洗器、肝素盐酸注射器、乙醇棉片、胶布、免洗手消毒液、皮尺、标签、签字笔、污物盘、医疗垃圾桶(黄色)、生活垃圾桶(黑色)。

(2)查对医嘱,核对信息,摆体位,核对维护手册,注意保护患者隐私。

(3)评估患者穿刺点,有无肿胀、渗血、渗液、脓性分泌物,穿刺侧肩颈部有无肿胀,评估患者导管是否通畅。

(4)用乙醇、氯己定"顺—逆—顺"方向环形消毒皮肤。

(5)敷料宜选择无菌透明、透气性好的敷料覆盖穿刺点,如遇贴膜打湿,卷边,穿刺点渗血,要及时更换,无特殊情况要定期更换。

(6)记录导管信息标识,包括置管日期、外露长度、更换日期、签名。

(7)维护完成,告知患者不要牵拉管路,穿脱衣服,防止导管脱出,贴膜不要打湿,留置期间有任何不适及时告知。

二、PICC 维护护理技术标准操作流程

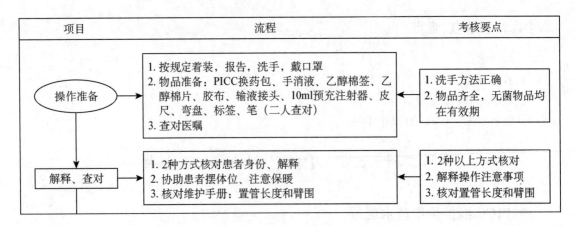

项目	流程	考核要点
操作准备	1. 按规定着装,报告,洗手,戴口罩 2. 物品准备:PICC换药包、手消液、乙醇棉签、乙醇棉片、胶布、输液接头、10ml预充注射器、皮尺、弯盘、标签、笔(二人查对) 3. 查对医嘱	1. 洗手方法正确 2. 物品齐全,无菌物品均在有效期
解释、查对	1. 2种方式核对患者身份、解释 2. 协助患者摆体位、注意保暖 3. 核对维护手册:置管长度和臂围	1. 2种以上方式核对 2. 解释操作注意事项 3. 核对置管长度和臂围

项目	流程	考核要点
更换输液接头	1. 洗手 2. 打开换药包、无菌方式取出治疗巾 3. 在置管侧肢体下铺治疗巾 4. 用皮尺在肘横纹上10cm处测量臂围；测导管外露长度，评估穿刺点及肢体情况 5. 去除输液接头上胶布，乙醇棉签去除皮肤上胶迹 6. 洗手 7. 打开输液接头包装备用，取预充注射器释放阻力，取下保护帽，连接输液接头、排气备用 8. 撕开乙醇棉片外包装呈"口"状备用 9. 一手持导管接头上方、另一手移除旧接头 10. 手持乙醇棉片外包装，用乙醇棉片消毒导管口横截面、螺口及外壁，全方位用力擦拭15s，待干5s 11. 连接新接头与预冲注射器	1. 方法正确 2. 无污染 3. 放置合理 4. 位置准确 5. 胶迹去除干净 6. 方法正确 7. 释放阻力方法正确、连接无污染 8. 方法正确 9. 去除接头方法正确、无污染 10. 消毒方法正确，待干时间充分 11. 无污染
冲洗导管	1. 评估导管抽回血 2. 脉冲式冲管 3. 正压封管	1. 回血不可抽至接头或预冲注射器 2. 脉冲方法正确 3. 手法正确
更换贴膜	1. 拆除敷料上的标签、横向固定及蝶形固定胶布 2. 去除原有透明敷料：一手拇指轻压穿刺点，沿四周0°由外向内松解贴膜，固定导管，自下而上180°角撕除旧贴膜，去除固定翼上胶布 3. 再次评估穿刺点有无红肿、渗血渗液，体外导管长度有无变化 4. 洗手 5. 无菌方式翻转换药包内消毒物品并将换药包铺开 6. 戴无菌手套 7. 取出一乙醇棉片，一手持无菌纱布包裹输液接头，固定导管，另一手持乙醇棉片包裹固定翼并取下，全方位消毒后将固定翼放置于换药包内待用 8. 消毒：乙醇3遍、氯己定3遍。(操作要点：乙醇：无菌纱布覆盖输液接头提起导管，一手持乙醇棉签避开穿刺点1cm处，以"顺－逆－顺"方向环形消毒皮肤，避免乙醇接触导管，范围为以穿刺点为中心上下10cm，左右至臂缘。乙醇充分待干5s。氯己定：用氯己定棉签以穿刺点为中心，以"顺－逆－顺"方向环形消毒皮肤，范围同前；体外外露导管、导管连接处及固定翼着重消毒。) 9. 消毒液充分待干10s 10. 调整导管位置安装固定翼在距穿刺点1cm处，无菌胶布固定(胶布避免直接贴在导管上) 11. 粘贴敷料(透明敷料以穿刺点为中心，无张力粘贴，体外导管应完全覆盖于无菌透明敷料下)，塑形 12. 胶布蝶形交叉固定导管并横向固定 13. 脱手套，洗手 14. 记录导管信息标识，横向固定在敷料边缘(内容：置管日期、外露长度、臂围、更换日期、签名) 15. 第三根胶布以高举平台法固定输液接头	1. 一手拇指轻压穿刺点 2. 方法正确、不污染穿刺点 3. 评估穿刺点无红肿、渗血渗液，体外导管长度无变化 4. 方法正确 5. 换药包及消毒物品无污染 6. 方法正确，无污染 7. 方法正确，无污染 8. 无菌纱布覆盖提起接头时手套无污染，消毒方法正确，消毒面积达标，正确翻转导管擦拭，正确擦拭连接器翼 9. 消毒液待干时间充分 10. 方法正确、无污染、无皮肤损伤 11. 穿刺点在敷料中心无张力粘贴 自穿刺点沿导管走向塑形 整片按压，敷料粘贴后无气泡 12. 固定方法正确 13. 脱手套方法正确 14. 胶布固定在敷料边缘 15. 高举平台法固定接头
整理用物	收拾用物、整理床单位、宣教注意事项、洗手、填写PICC维护手册及记录单；全程操作时间为20min	1. 垃圾分类处理内容全面无漏项 2. 不超时

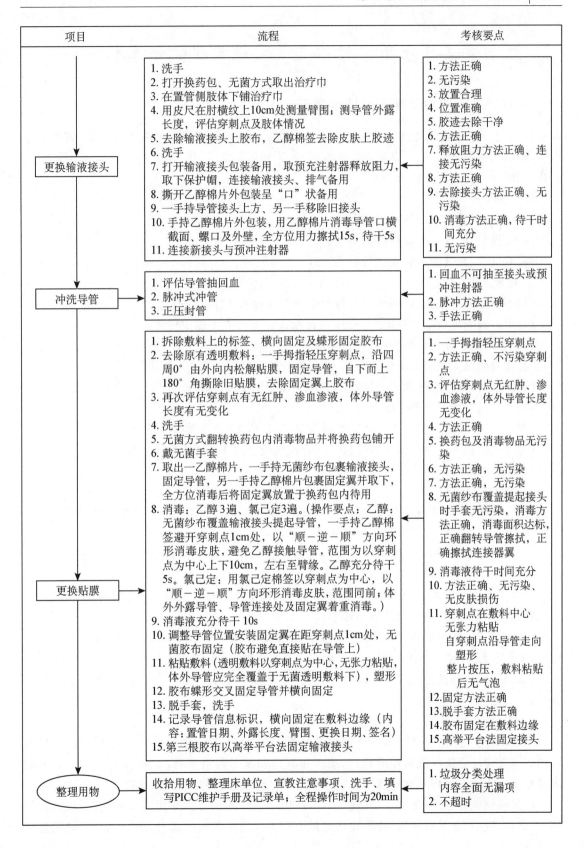

第二十七节　纤维支气管镜护理配合技术

一、纤维支气管镜护理配合技术规范

1. 概念　纤维支气管镜检查是指将支气管镜从一侧鼻腔或者口腔进入呼吸道,甚至可达肺叶、肺段及亚段支气管,可直接观察病变组织,采集组织活检,进行细菌学、细胞学的检查,进一步明确诊断,亦可同时用于治疗。

2. 目的

(1)了解气管、支气管的黏膜情况。

(2)发现气管、支气管管腔内的病变。

(3)对气管、支气管的病变进行介入治疗。

3. 适用范围

(1)不明原因的咯血、长期咳嗽及各种原因支气管阻塞性病变。

(2)痰内找到肿瘤细胞或抗酸杆菌,而X线、CT等检查不能定位者。

(3)气管、支气管、肺部病变疗效的随访。

(4)需查明纵隔及肺部阴影的性质、侵犯气管和支气管的部位、范围及活检。

(5)吸痰,协助排出呼吸道分泌物,取出较小的阻塞性组织或小异物。

(6)经支气管做肺穿刺活检。

(7)支气管镜下对气管、支气管病变进行氩气刀、激光、冷冻等介入治疗。

(8)支气管镜下向病变肺叶或肺段支气管或病变腔内注药进行介入治疗。

4. 操作步骤

(1)患者准备

①协助患者术前常规检查,包括血小板计数(小板计数<6万/mm^{3}者要提高警惕)、出凝血时间、肝功能、乙肝表面抗原、正侧位胸片、CT片等。

②禁食、禁水4~6h,检查前一小时口服苯巴比妥钠60mg,检查前半小时皮下注射阿托品0.5mg。

③检查前30min雾化吸入2%利多卡因20ml,检查前5min,用喉头喷雾器对患者鼻腔、口腔黏膜进行表面麻醉,并用棉签清洁鼻腔。

④检查前患者摘下眼镜,取下活动义齿,协助患者取仰卧位,头向后仰,下颌抬高,肩下垫一软枕,头部用无菌治疗巾包裹保护好眼。嘱患者自然呼吸并给予鼻导管持续吸氧2~4L/min。

(2)用药和用物准备:术前仔细检查支气管镜、吸引器、监护仪等,使之处于功能状态,同时备好氧气、抢救药品和物品。

(3)术中配合

①密切观察患者的病情:术中严密观察患者呼吸、脉搏、面色的改变。对老年及有心、肺疾病的患者尤应注意进行氧饱和度监测,患者血氧饱和度下降明显时,立即给予2~4L/min的高流量氧气吸入。密切观察病情变化,一旦出现异常情况立即配合医师抢救。

②提供情感化护理:加倍关心爱护患者,运用安慰性的语言指导患者如何配合、如何保持体力,进行各项操作细致轻巧,避免损伤或过分刺激。当患者咽喉部分泌物增多时,鼓励患者

轻咳,随时协助患者擦净分泌物,使患者舒适有尊严。

③密切配合操作者掌握各种仪器的使用:熟练掌握氩气刀、冷冻仪、高频电刀、圈套器、球囊、活检钳等仪器的使用,根据病情需要迅速准确地配合医师进行各种检查及介入治疗,如吸痰、活检、刷检、灌注、灌洗、针吸活检、氩气刀、冷冻、球囊扩张治疗等。尽可能地缩短因医护人员操作不当而延长患者的治疗时间,减轻患者的痛苦。

5. 术后护理

(1)术后协助患者坐起从检查床下来(交还眼镜、义齿等用物)。护士应根据患者术中、术后的具体情况及出现不适的原因做好患者及家属的解释工作,嘱咐患者少说话,多休息,使声带尽快恢复;向患者说明术后可能出现的不良反应。

(2)术后患者应禁食、水2h,因在麻醉作用尚未消失时,饮水或进食容易误入气管,造成呛咳或窒息。2h后可先少量饮水,无不适后方可进食,应由温冷、流质饮食到半流质饮食到普食,避免进食辛辣、刺激性食物。

(3)住院患者由陪同人员协助返回病房卧床休息。密切观察患者的变化,尤其是呼吸频率、深度、节律的变化,及时发现各种并发症,对症处理。

(4)危重症患者由内镜室护士护送返回病房,并与临床护士进行交接。

(5)术后嘱患者卧床休息2h,方可轻微活动,避免冷空气和刺激性气体刺激,防止剧烈咳嗽。如进行支气管镜肺空洞灌注治疗则应卧床12~24h,以利于药物在病灶存留较长时间,充分发挥其抗菌作用。

(6)门诊患者术后休息30min,注意观察有无并发症发生。如发生喉、气管、支气管痉挛、呼吸抑制、出血、气胸等,及时发现给予对症处理,避免意外发生。

6. 注意事项

(1)可能出现的不良反应:术后可能出现短时间的鼻咽部不适、疼痛、咳嗽、咳痰、痰中带血等,患者应减少说话,多休息,使声带尽快恢复。

(2)避免受凉和呼吸道感染:利于减少术后感染和并发症的产生。

(3)加强医护患的沟通:开展术后随访,了解患者的心理动态,患者对支气管镜检查较陌生,容易产生紧张和恐惧心理,术前应耐心向患者和家属讲解气管镜检查治疗目的、方法、效果、安全性及目前检查治疗的必要性和预期达到的疗效,讲解患者的疑问,疏导患者的心理压力,消除其紧张、恐惧心理,促进患者增强战胜疾病的信心,使患者积极配合治疗。

二、纤维支气管镜护理配合标准操作流程

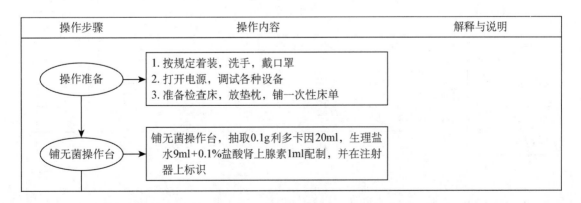

操作步骤	操作内容	解释与说明
操作准备	1. 按规定着装,洗手,戴口罩 2. 打开电源,调试各种设备 3. 准备检查床,放垫枕,铺一次性床单	
铺无菌操作台	铺无菌操作台,抽取0.1g利多卡因20ml,生理盐水9ml+0.1%盐酸肾上腺素1ml配制,并在注射器上标识	

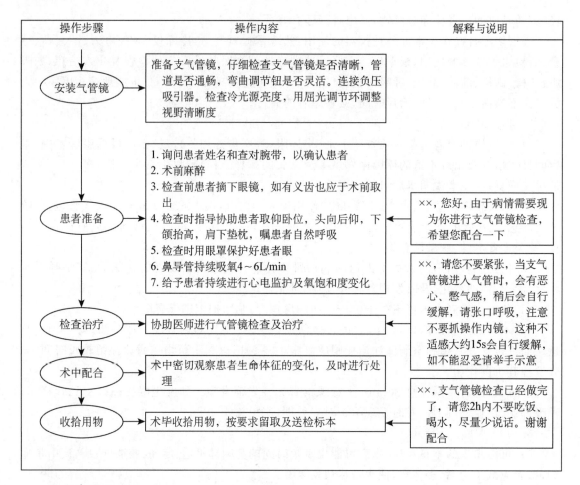

| 操作步骤 | 操作内容 | 解释与说明 |

注意事项

(1)协助患者采取舒适卧位,做好心理护理。

(2)术中密切观察患者生命体征的变化及时处理。

(3)能熟练配合医师操作。

三、纤维支气管镜护理配合技术评分标准

项目	总分	操作要点	评分等级		
			A	B	C
仪表	5	仪表端庄,衣帽整洁,戴口罩、筒帽,穿手术衣	5	3	1
操作准备	10	物品准备齐全	5	3	1
		设备完好	5	3	1
铺无菌操作台	10	正确抽取药液	5	3	1
		贴上标识	5	3	1

（续　表）

项目	总分	操作要点	评分等级 A	B	C
安装气管镜	10	检查气管镜	5	3	1
		调节气管镜	5	3	1
支气管镜配合	60	询问患者姓名和查对腕带，以确认患者	5	3	1
		术前麻醉正确，了解患者病情、合作能力，协助卧位	10	6	4
		在治疗过程中随时观察患者生命体征的变化，及时处理	10	6	4
		操作者熟练掌握流程	5	3	1
		留取标本方法正确，及时送检	10	6	4
		麻醉及止血药物配比正确	10	6	4
		正确使用监护仪	5	3	1
		给氧浓度合理	5	3	1
整理用物	5	妥善处理用物，洗手	5	3	1
总分	100				

四、教学重点、难点

1. 重点　纤维支气管镜经过声门进入气道时比较困难，患者会有恶心，窒息感，需要配合医师做好操作，安抚患者不要紧张，张口呼吸，注意不要抓操作内镜，这种不适感大约 15s 会自行缓解，如不能忍受请举手示意。

2. 难点　支气管镜操作配合是此操作的难点内容，应熟练操作流程，根据患者病情，预见性准备好治疗需要物品，及时配合操作，并且严密观察病情及血氧饱和度变化，做好抢救准备。

第二十八节　全肺灌洗检查护理配合技术

一、全肺灌洗检查护理配合技术规范

1. 概念　灌洗是在支气管镜的引导下进行支气管肺泡灌洗，通过无菌盐水冲洗支气管肺泡来获取微生物、细胞、细胞因子，将其回收后进行相应检查的一种方法。此外，部分患者还可进行治疗性支气管肺泡灌洗。

2. 目的

（1）对肺泡和气道中的微生物进行灌洗，对疑难感染诊断有一定价值。

（2）收集肿瘤细胞，进行相应病理学检查。

（3）疏通患者气道，清除误吸物质，如肺泡蛋白沉积症。

3. 操作步骤

(1)患者准备:患者术前禁食、水 6~8h,取出活动性义齿,雾化吸入局麻后取仰卧位,肩部垫软枕,松开衣领,头尽量后仰,眼部采用眼罩遮掩,给予心电监测、血氧饱和度监测及高浓度吸氧。

(2)器械物品准备:连接电子气管镜处于备用状态,备好生理盐水、造影导管、多功能监护仪、吸引器、术中用药和抢救物品及药品等。

(3)配合操作者气管镜治疗

①给予镜下麻醉后,医师观察 CT 片确定大致灌洗部位,连接灌洗器和负压吸引,将造影导管内置导丝经活检孔插入,在镜下置管插入到病灶处。

②遵医嘱拔出导丝,根据病灶位置,经导管注入生理盐水 8~10ml,经负压吸引回收灌洗液,可反复多次灌洗,拔出导管。

4. 注意事项

(1)术前加强心理护理,向患者及家属讲解治疗的必要性及有效性,树立战胜疾病的信心,患者能够主动配合治疗。

(2)做好术前、术中的麻醉,治疗中嘱患者保持深呼吸、放松、尽量不咳嗽,保证药物灌洗的有效、准确性。

(3)术中密切观察患者生命体征变化,有无发绀、血氧饱和度降低情况。如有血氧饱和度下降时及时提示操作者,遵医嘱给予有效处理。

(4)注意术后 2h 后进食、水,以防呛咳,进食应以温凉无刺激的软食为宜。

(5)术后为保护声带嘱患者避免大声说话、高调发声。

(6)灌洗后嘱患者勿用力咳嗽,卧床休息 8~12h。

(7)注意术后观察咳出的痰液的量及颜色,警惕咯血等并发症的发生,如有异常及时通知医护人员。

二、全肺灌洗检查护理配合标准操作流程

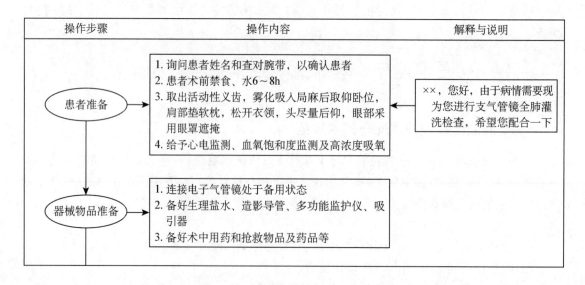

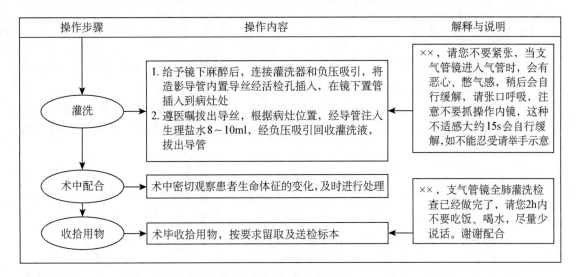

操作步骤	操作内容	解释与说明

灌洗 → 1. 给予镜下麻醉后，连接灌洗器和负压吸引，将造影导管内置导丝经活检孔插入，在镜下置管插入到病灶处
2. 遵医嘱拔出导丝，根据病灶位置，经导管注入生理盐水8～10ml，经负压吸引回收灌洗液，拔出导管 ← ××，请您不要紧张，当支气管镜进入气管时，会有恶心、憋气感，稍后会自行缓解，请张口呼吸，注意不要抓操作内镜，这种不适感大约15s会自行缓解，如不能忍受请举手示意

术中配合 → 术中密切观察患者生命体征的变化，及时进行处理

收拾用物 → 术毕收拾用物，按要求留取及送检标本 ← ××，支气管镜全肺灌洗检查已经做完了，请您2h内不要吃饭、喝水，尽量少说话。谢谢配合

三、全肺灌洗检查护理配合技术评分标准

项目	总分	操作要点	评分等级 A	B	C
仪表	5	仪表端庄，衣帽整洁，戴口罩、筒帽，穿手术衣	5	3	1
患者准备	30	询问患者姓名和查对腕带，以确认患者	5	3	1
		患者术前禁食、水 6～8h	5	3	1
		取出活动性义齿，雾化吸入局麻后取仰卧位，肩部垫软枕，松开衣领，头尽量后仰，眼部采用眼罩遮掩	10	6	4
		给予心电监测、血氧饱和度监测及高浓度吸氧	10	6	4
器械物品准备	20	连接电子气管镜处于备用状态	10	6	4
		备好生理盐水、造影导管、多功能监护仪、吸引器、术中用药和抢救物品及药品等	10	6	4
支气管镜灌洗	40	给予镜下麻醉后，连接灌洗器和负压吸引，将造影导管内置导丝经活检孔插入，在镜下置管插入到病灶处	10	6	4
		遵医嘱拔出导丝，根据病灶位置，经导管注入生理盐水 8～10ml，经负压吸引回收灌洗液，拔出导管	10	6	4
		操作者熟练掌握流程	5	3	1
		在治疗过程中随时观察患者生命体征的变化，及时处理	5	3	1
		正确使用监护仪，给氧浓度合理	5	3	1
		留取标本方法正确，及时送检	5	3	1
整理用物	5	妥善处理用物，洗手	5	3	1
总分	100				

四、教学重点、难点

1. 重点　连接灌洗器是本教学的重点,确保负压吸引和灌洗器连接正确,无漏气,灌洗器无破损,迅速连接,可以减少操作时间和患者痛苦。

2. 难点　支气管镜灌洗的难点是将造影导管内置导丝经活检孔插入,在镜下置管插入到病灶处,将生理盐水准确注入病灶位置。此操作需要和医师确认灌洗位置,精准操作,确保负压吸引装置在工作状态。

第二十九节　磁导航经支气管镜肺活检配合技术

一、磁导航经支气管镜肺活检配合技术规范

1. 概念　磁导航支气管镜是一种以电磁定位技术为基础,结合高分辨螺旋 CT,经支气管镜进行诊疗的技术。磁导航经支气管镜肺活检通过术前高分辨 CT 扫描为患者订制个体化支气管树地图,在导航系统引导下达到目的病灶取样活检。

2. 目的

(1)肺癌早诊、早治利器。

(2)对肺内微小结节进行精准定位、定性和精准消融治疗。

(3)无死角对病变处进行观察并直接活检取样。

3. 操作步骤

(1)患者准备:患者术前禁食、水 6～8h,取出活动性义齿,雾化吸入局麻后取仰卧位,肩部垫软枕,松开衣领,头尽量后仰,眼部采用眼罩遮掩,给予心电监测、血氧饱和度监测及高浓度吸氧。

(2)器械物品准备:连接电子气管镜处于备用状态,磁导航处于备用状态,活检钳、多功能监护仪、吸引器、术中用药和抢救物品及药品等。

(3)配合操作

①配合医师进镜,给予镜下麻醉。

②连接磁导航机器,规划出路径。

③经气管镜活检孔插入活检钳,在磁导航引导下到达病灶取活检。

4. 注意事项

(1)做好术前、术中的麻醉,术中嘱患者保持深呼吸、放松、尽量不咳嗽,保证取活检位置准确。

(2)术中密切观察患者生命体征变化,有无发绀、胸痛、血氧饱和度降低情况。如有血氧饱和度下降及时提示操作者,遵医嘱给予有效处理。

(3)术后 2h 禁食、水,以防呛咳,进温凉无刺激的软食为宜。

(4)特殊并发症的观察,可出现气胸、纵隔气肿等并发症。及时观察患者有无憋气、胸痛等症状,一旦发现及时报告医师。

(5)注意术后观察咳出的痰液的量及颜色,警惕咯血等并发症的发生,如有异常及时通知医护人员。

二、磁导航经支气管镜肺活检配合标准操作流程

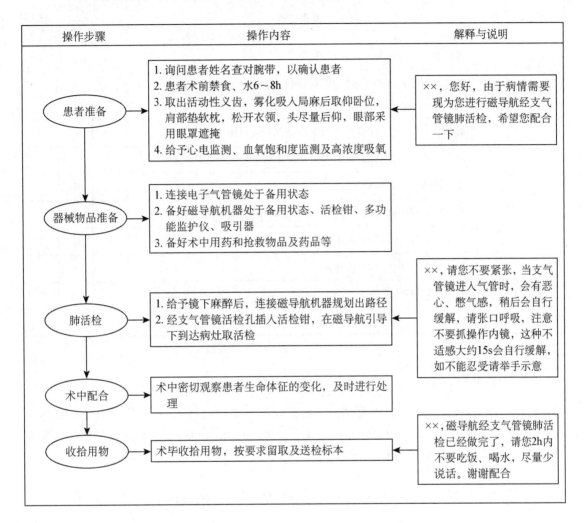

操作步骤	操作内容	解释与说明
患者准备	1. 询问患者姓名查对腕带，以确认患者 2. 患者术前禁食、水6~8h 3. 取出活动性义齿，雾化吸入局麻后取仰卧位，肩部垫软枕，松开衣领，头尽量后仰，眼部采用眼罩遮掩 4. 给予心电监测、血氧饱和度监测及高浓度吸氧	××，您好，由于病情需要现为您进行磁导航经支气管镜肺活检，希望您配合一下
器械物品准备	1. 连接电子气管镜处于备用状态 2. 备好磁导航机器处于备用状态、活检钳、多功能监护仪、吸引器 3. 备好术中用药和抢救物品及药品等	
肺活检	1. 给予镜下麻醉后，连接磁导航机器规划出路径 2. 经支气管镜活检孔插入活检钳，在磁导航引导下到达病灶取活检	××，请您不要紧张，当支气管镜进入气管时，会有恶心、憋气感，稍后会自行缓解，请张口呼吸，注意不要抓操作内镜，这种不适感大约15s会自行缓解，如不能忍受请举手示意
术中配合	术中密切观察患者生命体征的变化，及时进行处理	
收拾用物	术毕收拾用物，按要求留取及送检标本	××，磁导航经支气管镜肺活检已经做完了，请您2h内不要吃饭、喝水，尽量少说话。谢谢配合

三、磁导航经支气管镜肺活检配合评分标准

项目	总分	操作要点	评分等级		
			A	B	C
仪表	5	仪表端庄,衣帽整洁,戴口罩、筒帽,穿手术衣	5	3	1
患者准备	30	询问患者姓名和查对腕带,以确认患者	5	3	1
		患者术前禁食、水 6~8h	5	3	1
		取出活动性义齿,雾化吸入局麻后取仰卧位,肩部垫软枕,松开衣领,头尽量后仰,眼部采用眼罩遮掩	10	6	4
		给予心电监测、血氧饱和度监测及高浓度吸氧	10	6	4

（续　表）

项目	总分	操作要点	评分等级 A	B	C
器械物品准备	20	连接电子气管镜处于备用状态	10	6	4
		备好磁导航机器处于备用状态、活检钳、多功能监护仪、吸引器、术中用药和抢救物品及药品等	10	6	4
肺活检	40	给予镜下麻醉后，连接磁导航机器，规划出路径	10	6	4
		经支气管镜活检孔插入活检钳，在磁导航引导下到达病灶取活检	10	6	4
		操作者熟练掌握流程	5	3	1
		在治疗过程中随时观察患者生命体征的变化，及时处理	5	3	1
		正确使用监护仪，给氧浓度合理	5	3	1
		留取标本方法正确，及时送检	5	3	1
整理用物	5	妥善处理用物，洗手	5	3	1
总分	100				

四、教学重点、难点

活检取样是本教学的重点，也是难点。将活检钳经活检孔插入，在磁导航引导下到达病灶，术中密切观察患者病情及血氧饱和度变化。若发生出血、呛咳，及时对症处理。和医师确认活检位置，精准取样，做好登记，及时送检。

第三十节　经电子支气管镜球囊扩张治疗护理技术

一、经电子支气管镜球囊扩张治疗护理技术规范

1. 概念　球囊扩张治疗是在气管镜的引导下通过球囊扩张，使狭窄部位的支气管周围产生多处纵向小裂伤，裂伤处被纤维组织填充，从而使狭窄的部位得到扩张。

2. 目的

(1)扩张支气管结核导致的支气管狭窄。

(2)扩张支气管瘢痕性狭窄。

(3)解除气道阻塞，促进分泌物的排出。

3. 操作步骤

(1)患者准备：术前禁食、水 6～8h，取出活动性义齿，雾化吸入局麻后取仰卧位，肩部垫软枕，松开衣领，头尽量后仰，眼部采用眼罩遮掩，给予心电监测、血氧饱和度监测及高浓度吸氧。

（2）器械物品准备：连接电子气管镜处于备用状态，型号适宜的球囊导管，医用球囊扩充压力泵，复方泛影葡胺，多功能监护仪，吸引器，术中用药和抢救物品及药品等。

（3）配合操作者气管镜治疗

①气管内注入2%的利多卡因和0.1%的肾上腺素2ml行气管内局麻和收缩气管内血管，以减少咳嗽反应和出血。

②经气管镜活检孔插入导引钢丝放置到气管狭窄的远端，拔出支气管镜。

③球囊导管沿导引钢丝进入气管内，扩张气管、支气管狭窄段。

④采用医用球囊扩张压力泵注入复方泛影葡胺，压力以3～8个大气压为宜。

⑤协助操作者反复扩张数次后，拔出球囊导管。

⑥再次插入支气管镜复查。

4. 注意事项

（1）做好术前、术中的麻醉，治疗中嘱患者保持深呼吸、放松、尽量不咳嗽，保证药物灌注的有效、准确性。

（2）术中密切观察患者生命体征变化，有无发绀、胸痛、血氧饱和度降低情况。如有血氧饱和度下降及时提示操作者，遵医嘱给予有效处理。

（3）经过球囊扩张治疗的患者一定要密切观察胸痛情况，球囊扩张时应缓慢增加压力，术前与患者约定挥手表示疼痛不能忍受，便于控制治疗进程保证患者安全。

（4）术后2h禁食、水，以防呛咳，进温凉无刺激的软食为宜。

（5）特殊并发症的观察，可出现气胸、纵隔气肿等并发症，及时观察患者有无憋气、胸痛等症状，一旦发现及时报告医师。

（6）注意术后观察咳出的痰液的量及颜色，警惕咯血等并发症的发生，如有异常及时通知医护人员。

（7）球囊扩张术后鼓励患者有效咳嗽，利于分泌物的排出。

二、经电子支气管镜球囊扩张治疗护理标准操作流程

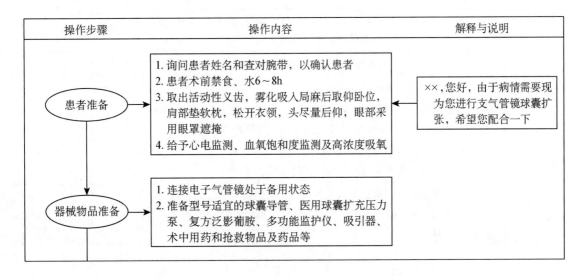

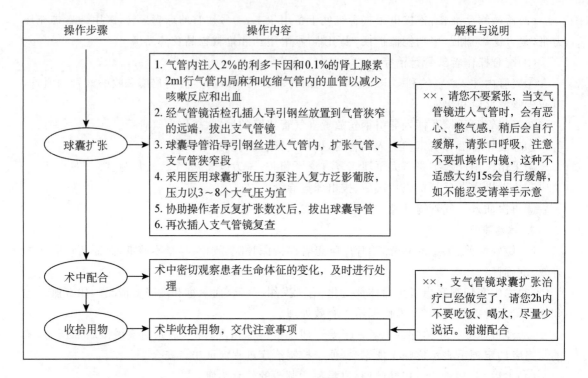

三、经电子支气管镜球囊扩张治疗护理评分标准

项目	总分	操作要点	评分等级		
			A	B	C
仪表	5	仪表端庄,衣帽整洁,戴口罩、筒帽,穿手术衣	5	3	1
患者准备	30	询问患者姓名和查对腕带,以确认患者	5	3	1
		患者术前禁食、水 6～8h	5	3	1
		取出活动性义齿,雾化吸入局麻后取仰卧位,肩部垫软枕,松开衣领,头尽量后仰,眼部采用眼罩遮掩	10	6	4
		给予心电监测、血氧饱和度监测及高浓度吸氧	10	6	4
器械物品准备	20	连接电子气管镜处于备用状态	10	6	4
		准备型号适宜的球囊导管、医用球囊扩充压力泵、复方泛影葡胺、多功能监护仪、吸引器、术中用药和抢救物品及药品等	10	6	4
支气管镜灌洗	40	配合医师进镜子,给予镜下麻醉。经气管镜活检孔插入导引钢丝放置到气管狭窄的远端,拔出支气管镜	10	6	4
		球囊导管沿导引钢丝进入气管内,扩张气管、支气管狭窄段。采用医用球囊扩张压力泵注入复方泛影葡胺,压力以 3～8 个大气压为宜	10	6	4

（续　表）

项目	总分	操作要点	评分等级 A	B	C
支气管镜灌洗	40	协助操作者反复扩张数次后,拔出球囊导管。再次插入支气管镜复查	5	3	1
		操作者熟练掌握流程	5	3	1
		在治疗过程中随时观察患者生命体征的变化,及时处理	5	3	1
		正确使用监护仪,给氧浓度合理	5	3	1
整理用物	5	妥善处理用物,洗手	5	3	1
总分	100				

四、教学重点、难点

1. 重点　球囊扩张的重点是准备型号适宜的球囊导管、医用球囊扩充压力泵、复方泛影葡胺,连接准确,压力泵连接导管,插入导引钢丝,先插入软一点方向的导丝头,并测试球囊性能良好。

2. 难点　此操作的难点是配合医师将经气管镜活检孔插入的导引钢丝放置到气管狭窄的远端,调节压力泵稳定维持压力在 3～8 个大气压,停留数秒,反复扩张,严密观察患者病情变化,及时对症处理。

第三十一节　经电子支气管镜冷冻治疗护理技术

一、经电子支气管镜冷冻治疗护理技术规范

1. 概念　冷冻治疗是应用制冷物质和冷冻器械产生的低温,作用于人体治疗疾病的方法。冷冻治疗通过冷冻的细胞毒作用来破坏生物学物质,冷冻可使细胞内的水结晶成冰,细胞停止分裂并溶解,血流停止,微血栓形成。

2. 目的

(1)治疗气道组织增生引起的狭窄。

(2)止血。

(3)取出异物。

3. 操作步骤

(1)患者准备:术前禁食、水 6～8h,取出活动性义齿,雾化吸入局麻后取仰卧位,肩部垫软枕,松开衣领,头尽量后仰,眼部采用眼罩遮掩,给予心电监测、血氧饱和度监测及高浓度吸氧。

(2)器械物品准备:连接电子气管镜、冷冻治疗机并处于备用状态,备好冷冻探头、心电监护仪、吸引器、术中用药和抢救物品及药品等。

(3)配合操作者气管镜治疗:选择冷冻探头,采用 75% 乙醇消毒后,协助操作者经活检孔插入。病灶局部治疗后,遵医嘱拔管。

4. 注意事项

(1)术前加强心理护理,向患者及家属讲解冷冻治疗的必要性及有效性,树立战胜疾病的信心,患者能够主动配合治疗。

(2)做好术前、术中的麻醉,治疗中嘱患者保持深呼吸、放松、尽量不咳嗽,保证局部冷冻治疗的有效、准确性。

(3)术中密切观察患者生命体征变化,有无发绀、血氧饱和度降低情况。如有血氧饱和度下降时及时提示操作者,遵医嘱给予有效处理。

(4)注意术后 2h 后禁食水,以防呛咳,进食应以温凉无刺激的软食为宜。

(5)术后为保护声带嘱患者避免大声说话、高调发声。

(6)治疗后鼓励患者有效咳嗽,利于坏死组织的排出。

(7)注意术后观察咳出的痰液的量及颜色,警惕咯血等并发症的发生,如有异常及时通知医护人员。

二、经电子支气管镜冷冻治疗护理标准操作流程

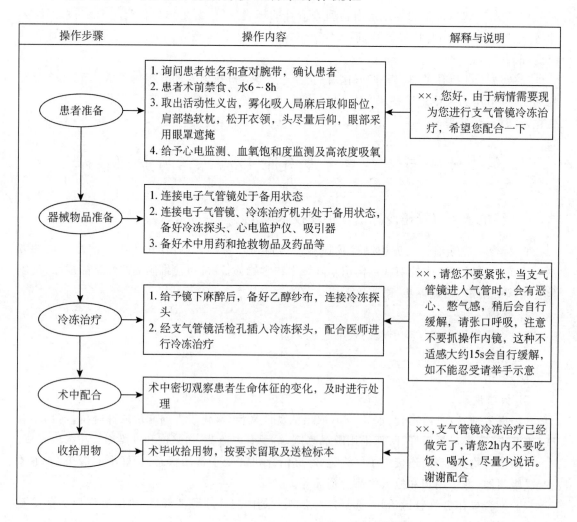

三、经电子支气管镜冷冻治疗护理评分标准

项目	总分	操作要点	评分等级 A	B	C
仪表	5	仪表端庄,衣帽整洁,戴口罩、筒帽,穿手术衣	5	3	1
患者准备	25	患者术前禁食、水 6～8h	5	3	1
		取出活动性义齿,雾化吸入局麻后取仰卧位,肩部垫软枕,松开衣领,头尽量后仰,眼部采用眼罩遮掩	10	6	2
		给予心电监测、血氧饱和度监测及高浓度吸氧	10	6	2
器械物品准备	20	连接电子气管镜处于备用状态	10	6	2
		连接电子气管镜、冷冻治疗机并处于备用状态,备好冷冻探头、心电监护仪、吸引器、术中用药和抢救物品及药品等	10	6	2
肺活检	45	给予镜下麻醉后,备好乙醇纱布,连接冷冻探头	10	6	2
		经支气管镜活检孔插入冷冻探头,配合医师进行冷冻治疗	10	6	2
		操作者熟练掌握流程	10	6	2
		在治疗过程中随时观察患者生命体征的变化,及时处理	5	3	1
		正确使用监护仪	5	3	1
		给氧浓度合理	5	3	1
整理用物	5	妥善处理用物,洗手	5	3	1
总分	100				

四、教学重点、难点

1. 重点　冷冻治疗的重点是及时准备好冷冻治疗仪器,冷冻机需要连接二氧化氮,开机后检查二氧化氮是否充足,不足时及时更换。冷冻探头消毒备用好,使用前先预检查冷冻探头是否正常工作。

2. 难点　此操作的难点是配合医师进行冷冻治疗,协助医师经支气管镜活检孔插入冷冻探头,准备好冷冻踏板,密切观察患者病情变化,冷冻后患者极易出现出血等并发症,及时根据医嘱抽取止血药物对症治疗。

第三十二节　超声电导无针透术护理技术

一、超声电导无针透术护理技术规范

1. 概念　超声电导(electrosonphoresis)无针药物透射技术,是一种新型强力透皮给药技

术(active transdermal drug delivery)。它是通过特定的生物物理学方法和手段,使药物透过皮肤进入体内病变组织和器官,在一定范围内形成局部浓集和浸润,并促使药物自细胞外向细胞内转运,直接发挥药物的治疗作用,达到靶位治疗的目的。

2. 目的

(1)使药物在病变局部高浓度浸润,以提高病灶局部的药物浓度。

(2)促使药物向细胞内转运。

3. 操作步骤

(1)协助患者取适当体位,充分显露治疗部位。

(2)清洁皮肤。

(3)将凝胶贴片安装到仪器发射头上。

(4)将液态药物注入凝胶片中。

(5)将装有药液的治疗头粘固在靶位体表皮肤上。

(6)调整参数预设治疗深度、范围和剂量。

(7)开机后超声波开始发射药物进入体内。

(8)结束后去除治疗头,保留贴片于治疗部位。

4. 注意事项

(1)护理人员操作前物品准备要齐全,检查超声导入仪连线正确,性能良好,凝胶贴片与发射头连接紧密。

(2)遵医嘱正确注入药液,每个贴片可吸收药液 2～3ml。

(3)部位选择要合理,选择肿大淋巴结周围皮肤完整处,两贴均要与病变局部皮肤接触紧密,固定带妥善固定。

(4)部位固定后进行持续每日 2 次,每次 20min,固定疗程治疗。

(5)治疗后观察皮肤有无过敏反应。

(6)在每位患者治疗结束后用乙醇对超声导入仪发射头进行清洁,每日治疗结束后对导入仪发射头进行彻底清洁。

二、超声电导无针透术护理技术标准操作流程

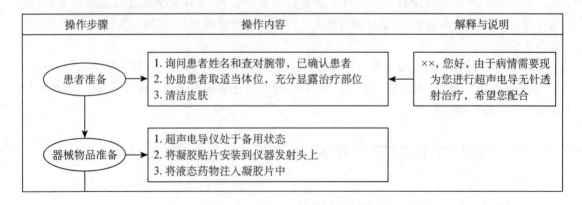

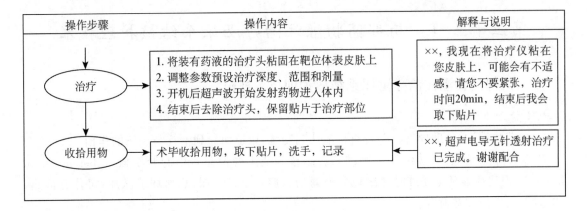

三、超声电导无针透术护理技术评分标准

项目	总分	操作要点	评分等级		
			A	B	C
仪表	5	仪表端庄,衣帽整洁,戴口罩、帽子	5	3	1
患者准备	15	2 种方式核对患者	5	3	1
		协助患者取适当体位,充分暴露治疗部位	5	3	1
		清洁皮肤	5	3	1
器械物品准备	30	超声电导仪处于备用状态	10	6	4
		将凝胶贴片安装到仪器发射头上	10	6	4
		将液态药物注入凝胶片中	10	6	4
治疗	45	将装有药液的治疗头粘固在靶位体表皮肤上	10	6	4
		调整参数预设治疗深度、范围和剂量	10	6	4
		开机后超声波开始发射药物进入体内	10	6	4
		结束后去除治疗头,保留贴片于治疗部位	10	6	4
		操作者熟练掌握流程	5	3	1
整理用物	5	妥善处理用物、洗手、记录	5	3	1
总分	100				

四、教学重点、难点

　　超声电导无针透术护理技术重点难点是护理人员操作前物品准备要齐全,检查超声导入仪连线正确,性能良好,凝胶贴片与发射头连接紧密。遵医嘱正确注入药液,每个贴片可吸收药液 2~3ml。部位选择要合理,选择肿大淋巴结周围皮肤完整处,两贴均要与病变局部皮肤接触紧密,固定带妥善固定。

第三十三节 局部药物灌注治疗泌尿系结核护理技术

一、局部药物灌注治疗泌尿系结核护理技术规范

1. 概念

(1)药物灌注:借助导管将药物直接灌注到膀胱、尿道而起到治疗与预防的作用。

(2)泌尿系结核:大多继发于肺结核。结核病变主要侵犯肾引起肾结核(tuberculosis of kidney),但往往蔓延至膀胱时才出现典型的临床症状:尿频、尿急、血尿或脓尿,可伴有低热、体重减轻、乏力和贫血等。

2. 目的

(1)通过将抗结核药物局部灌注,提高病灶局部的药物浓度,直接杀灭脏器局部病灶内的结核杆菌。

(2)预防结核菌向其他脏器播散。

(3)减少全身用药的不良反应。

3. 膀胱灌注操作步骤

(1)患者自行排尿。

(2)按常规导尿法留置导尿管。

(3)遵医嘱配制药物。

(4)排空膀胱残余尿液。

(5)将稀释后的抗结核药物经留置尿管缓慢注入膀胱。

(6)注药完毕夹闭导尿管,嘱患者变换体位,以使药物充分接触膀胱黏膜,保留2h后排出,如坚持不到2h,尽可能延长保留时间。

4. 注意事项

(1)保持外阴的局部清洁,每日用清水冲洗2次。

(2)严格无菌操作,选择合适的导尿管,并注明插管日期。

(3)在插管、拔管过程中动作轻柔、缓慢,减少尿道黏膜造成的损伤。灌注药物时要缓慢,防止冲力过大对膀胱黏膜造成损伤,注药完毕后用10ml生理盐水冲洗管腔。

(4)配制药液要恰当,浓度太低影响疗效,太高会加重药物对膀胱黏膜的刺激,液体量一般以40~100ml为宜。

(5)冬季要特别注意药液的温度,避免温度过低诱发膀胱痉挛,一般以30℃左右为宜,药液溶解要完全,防止药物颗粒附着于膀胱壁刺激膀胱黏膜。

(6)为了减少尿液生成,最大限度保持药物浓度及药物在膀胱内保留时间,嘱患者灌注治疗前禁水1~2h,治疗结束后多饮水,每日2500ml以上,以保证足够的尿量,达到生理性冲洗的作用,预防或减轻化学性膀胱炎的发生。

(7)建议患者平卧位、左右侧卧位各保持15min,使灌注药物充分地接触膀胱各壁的黏膜。

(8)观察有无尿路刺激症状及血尿等,对有上述症状的患者及时进行尿常规化验,如有尿路感染应暂停膀胱灌注,避免加重感染,必要时给予抗生素治疗。

二、局部药物灌注治疗泌尿系结核护理技术标准操作流程

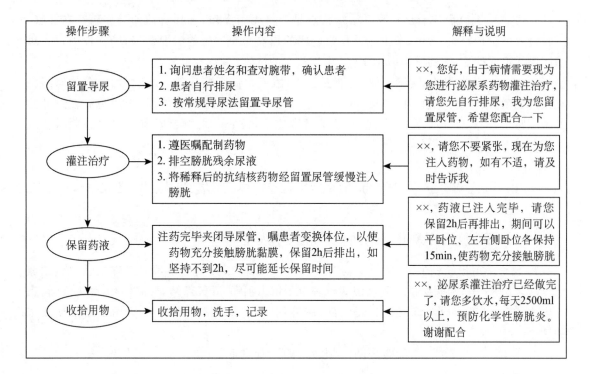

三、局部药物灌注治疗泌尿系结核护理技术评分标准

项目	总分	操作要点	评分等级		
			A	B	C
仪表	5	仪表端庄,衣帽整洁,戴口罩、帽子	5	3	1
留置尿管	40	2 种方式核对患者	10	3	1
		患者自行排尿	10	6	4
		按常规导尿法留置导尿管	20	12	8
灌注治疗	40	遵医嘱配制药物	10	6	4
		排空膀胱残余尿液	10	6	4
		将稀释后的抗结核药物经留置尿管缓慢注入膀胱	10	6	4
		注药完毕后用 10ml 生理盐水冲洗管腔	10	6	4
保留药液	10	注药完毕夹闭导尿管,嘱患者变换体位,以使药物充分接触膀胱黏膜,保留 2h 后排出,如坚持不到 2h,尽可能延长保留时间	10	6	4
整理用物	5	妥善处理用物,洗手,记录	5	3	1
总分	100				

四、教学重点、难点

1. 重点 药物灌注治疗泌尿系结核重点是严格无菌操作,选择合适的导尿管。在插管、拔管过程中动作轻柔、缓慢,减少尿道黏膜造成的损伤。灌注药物时要缓慢,防止冲力过大对膀胱黏膜造成损伤,注药完毕后用 10ml 生理盐水冲洗管腔。

2. 难点 此操作的难点是配制药液要恰当,浓度太低影响疗效,太高会加重药物对膀胱黏膜的刺激,液体量一般以 40～100ml 为宜。冬季要特别注意药液的温度,避免温度过低诱发膀胱痉挛,一般以 30℃ 左右为宜,药液溶解要完全,防止药物颗粒附着于膀胱壁刺激膀胱黏膜。

第三十四节 中药外敷治疗颈淋巴结结核护理技术

一、中药外敷治疗颈淋巴结结核护理技术规范

1. 概念 淋巴结核中医学称"瘰疬",多发生在颈部,因其结核累累如贯珠之状,故名"瘰疬"或"老鼠疮"等,起病缓慢。其病因病机多由于情志不畅,肝气郁结,气滞伤脾,脾失健运,痰热内生,结于颈部而成此症。分为硬结期、脓肿期、破溃期三期。该方案适用于硬结期及脓肿期。

2. 目的 软坚散结,杀菌抑菌,加速化脓、吸收,促进消肿。

3. 分期

(1)硬结期

①症状:发病初期可发现 1～2 个无痛的肿块,质稍硬,可活动;随病变进展,形成淋巴结周围炎,粘连成串珠状。肿大的淋巴结及周围粘连成团,自觉疼痛与压痛加重。局部特征为肿硬,无波动。或伴有午后疲乏,低热,盗汗,体重减轻等全身症状。舌淡红,苔白,脉沉缓或沉弦。

②治法:硬结期以理气通络,化痰散结为主,以消为贵,促使硬结消散。

(2)脓肿期

①症状:成团的肿块逐渐软化,形成寒性脓肿,继发感染时疼痛剧烈,表皮潮红。局部特征为中间变软,有波动感,欲溃而未溃。或伴有午后疲乏,低热,盗汗,体重减轻等全身症状。舌偏红,苔白或黄,脉弦滑或数滑。

②治法:脓肿期治疗以解毒托里,消肿溃坚为主,托里聚毒,使之收敛、局限,力争内消一线之机。若内消不应,则一方面托里溃坚,聚箍脓毒,使之范围缩小;另一方面促其破溃,使毒随脓解,以防耗伤阴血过多。

4. 操作步骤

(1)患者取舒适体位,显露病患处。

(2)清洁后消毒局部皮肤。

(3)用香油调匀药粉。

(4)空白敷贴均匀涂抹药膏,敷于患处。

(5)外敷 8h 撤去药膏,清洁局部皮肤。

(6)若疮面破溃,更换局部敷料,停用中药外敷,改为链霉素油纱引流。

5. 注意事项

(1)操作者应严格遵守操作流程及无菌原则。

(2)细心观察,一旦破溃,停止目前方案。

(3)操作时动作要轻柔,观察有无过敏等不适。如有不适,及时报告医师,对症处理。

(4)保持床单位及皮肤的清洁、干燥。

二、中药外敷治疗颈淋巴结结核护理标准操作流程

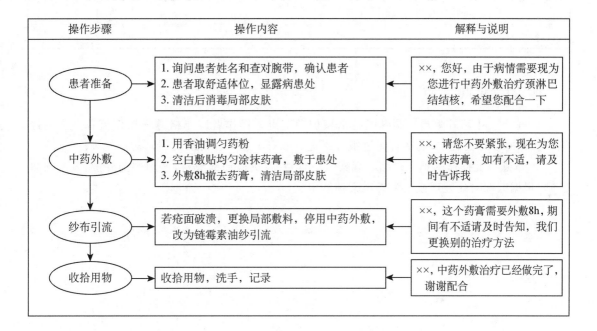

三、中药外敷治疗颈淋巴结结核护理技术评分标准

项目	总分	操作要点	评分等级		
			A	B	C
仪表	5	仪表端庄,衣帽整洁,戴口罩、帽子	5	3	1
留置尿管	30	2 种方式核对患者	10	3	1
		患者取舒适体位,显露病患处	10	6	4
		清洁后消毒局部皮肤	10	6	4
灌注治疗	55	用香油调匀药粉	10	6	4
		空白敷贴均匀涂抹药膏,敷于患处	10	6	4
		外敷 8h 撤去药膏,清洁局部皮肤	10	6	4

（续　表）

项目	总分	操作要点	评分等级		
			A	B	C
灌注治疗	55	若疮面破溃,更换局部敷料,停用中药外敷,改为链霉素油纱引流	10	6	4
		注意无菌操作	10	6	4
		动作轻柔	5	3	1
整理用物	5	整理床单位	5	3	1
	5	妥善处理用物,洗手,记录	5	3	1
总分	100				

四、教学重点、难点

1. **重点**　中药外敷治疗颈淋巴结结核护理重点是操作者应严格遵守操作流程及无菌原则。操作时动作要轻柔,观察有无过敏等不适。如有不适,及时报告医师,对症处理。

2. **难点**　此操作的难点是细心观察。一旦破溃,更换局部敷料,停用中药外敷,及时报告医师,根据医嘱对症处理或改为链霉素油纱引流。

第4章

肺康复技术

第一节 概 述

1974年,美国胸科医师学会(ACCP)首次提出肺康复定义;1997年,美国ACCP/ACCVP发表首部肺康复循证医学指南;2007年,美国ACCP/ACCVP更新了肺康复指南。2013年,美国胸科学会(ATS)和欧洲呼吸学会(ERS)发表了"肺康复循证医学指南"联合声明,将肺康复定义为基于患者充分、全面评估后给予的一种个体化综合干预,包括运动训练、呼吸训练、教育、营养干预、心理支持及行为干预等。通过稳定或逆转疾病的全身表现而减轻症状,优化功能状态,增加患者依从性,减少医疗费用。

肺康复又称呼吸康复,主要以运动为核心的综合康复,包括对患者进行相关知识指导,指导患者进行肢体运动锻炼,减轻或控制呼吸困难的呼吸锻炼,以及增加运动的耐力锻炼,还包括精神和心理康复。呼吸治疗和胸部物理治疗,包括体位引流,有效的咳嗽锻炼,氧气疗法,无创通气等。新指南强调,肺康复适用于所有稳定期慢性呼吸系统疾病患者,如慢性阻塞性肺疾病(COPD),也包括结核稳定期的患者。肺康复解决了患者的生存问题,胸肺物理治疗(CPT)解决了危及患者生命的问题,两者可以联合治疗,达到收益最大化。在临床护理工作中护士采用规范的护理程序通过对患者的胸肺情况进行评估、雾化吸入、叩拍、振肺、咳嗽运动、体位引流、吸痰等物理措施来维持机体正常的肺通气和肺换气功能。大量的肺部护理工作由护士承担,临床护士可通过系统、规范的培训,来提高胸肺护理技术水平。现将相关操作整理如下。

第二节 气道廓清技术

一、定义

气道廓清技术(air clearance therapy,ACT)运用物理或机械方式作用于气流,有助于气管、支气管内的分泌物排出,或促发咳嗽使痰液排出。呼吸训练、体位引流、手法技术或机械装置都可以用于改变气流或促发咳嗽,起到类似于咳嗽样效果。应用药物和非药物的方法排出气道分泌物,减少和控制相关并发症的措施就是气道廓清技术。需根据患者病情,选择适当的气道廓清方式。

二、目的

1. 移除痰液。

2. 减少气道阻塞。

3. 改善通气。

4. 解决肺不张/肺实变和(或)改善呼吸。

三、适应证与禁忌证

1. 适应证　囊性纤维化,支气管扩张,肺不张,呼吸肌无力,机械通气,新生儿呼吸窘迫综合征,哮喘,黏液纤毛功能受损或咳嗽机制损伤及排出气道分泌物困难的患者。气道廓清技术能增加气道清除能力、改善气体交换及预防肺部感染,早期应用可加速患者康复,减少并发症。

2. 禁忌证　生命体征不稳定,烧伤,开放性伤口,以及胸部的皮肤感染,近期安装心脏起搏器,肋骨骨折(特别是近期发生的骨折),骨质疏松,肺栓塞,脊柱不稳,心绞痛等。

四、操作流程及注意事项

1. 操作流程

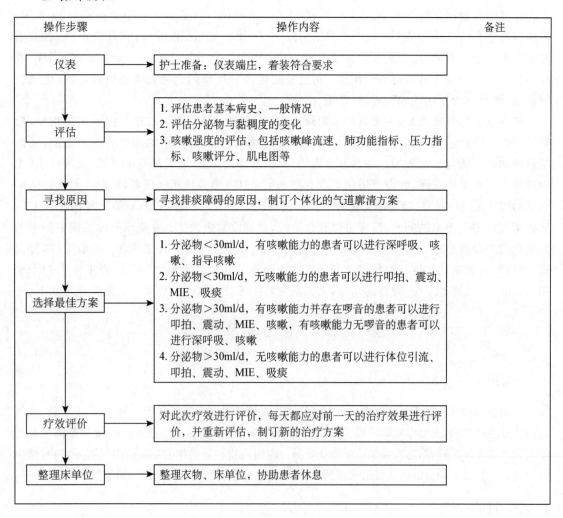

操作步骤	操作内容	备注
仪表	护士准备:仪表端庄,着装符合要求	
评估	1. 评估患者基本病史、一般情况 2. 评估分泌物与黏稠度的变化 3. 咳嗽强度的评估,包括咳嗽峰流速、肺功能指标、压力指标、咳嗽评分、肌电图等	
寻找原因	寻找排痰障碍的原因,制订个体化的气道廓清方案	
选择最佳方案	1. 分泌物<30ml/d,有咳嗽能力的患者可以进行深呼吸、咳嗽、指导咳嗽 2. 分泌物<30ml/d,无咳嗽能力的患者可以进行叩拍、震动、MIE、吸痰 3. 分泌物>30ml/d,有咳嗽能力并存在啰音的患者可以进行叩拍、震动、MIE、咳嗽,有咳嗽能力无啰音的患者可以进行深呼吸、咳嗽 4. 分泌物>30ml/d,无咳嗽能力的患者可以进行体位引流、叩拍、震动、MIE、吸痰	
疗效评价	对此次疗效进行评价,每天都应对前一天的治疗效果进行评价,并重新评估,制订新的治疗方案	
整理床单位	整理衣物、床单位,协助患者休息	

2. 注意事项

(1)对患者实施气道廓清技术前均需进行呼吸功能和排痰障碍原因的评估,以制订个体化的气道廓清方案。

(2)气道廓清联合治疗优于单一方案,对于有人工气道的患者,气管镜联合震动排痰显著增加气道分泌物的清除量。

(3)方案制订必须基于患者评估,同时建议包含痰液松动技术和咳嗽及相关技术以达到更好的痰液廓清效果。

五、教学重点、难点

气道廓清技术包含种类繁多的评估和操作技术,临床上宜根据对患者的精准评估和判断,结合对具体技术的掌握情况,合理选择、规范应用。这对护士的理论知识和专科操作都有很高的要求。

第三节　缩唇呼吸训练

一、定义

缩唇呼吸(pursed lips breathing,PLB)指的是吸气时用鼻,呼气时嘴呈缩唇状施加一些抵抗,慢慢呼气的方法。对抗阻力呼吸训练,可以延缓呼气,使气流下降,提高气管内压,防止支气管和小支气管过早塌陷。

二、目的

增加每分通气量,减少呼吸次数,减少每分钟换气量,增加呼吸功率,增加动脉血氧分压,降低动脉血二氧化碳分压,可改善患者气喘及呼吸困难症状,减少呼气末肺容积,改善肺功能及提高血氧浓度,并且有利于缓解呼吸肌疲劳。

三、适应证与禁忌证

1. 适应证

(1)肺部胸部扩张受限者。

(2)胸腹部术前锻炼及术后恢复者。

(3)重症肌无力、格林-巴利综合征等造成的呼吸肌肌力下降者。

(4)用于哮喘、肺囊性纤维化、COPD、急性呼吸衰竭等疾病的呼吸功能康复训练者。

2. 禁忌证

(1)意识障碍、无法配合者。

(2)支气管痉挛、气道不稳定者。

(3)自感疲劳、呼吸困难的重症患者。

四、操作流程及注意事项

1. 操作流程

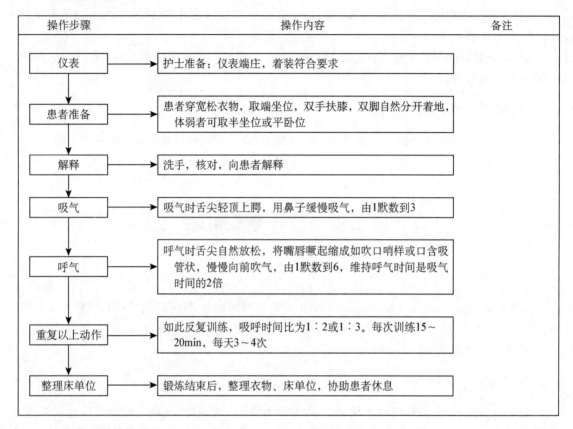

操作步骤	操作内容	备注
仪表	护士准备：仪表端庄，着装符合要求	
患者准备	患者穿宽松衣物，取端坐位，双手扶膝，双脚自然分开着地，体弱者可取半坐位或平卧位	
解释	洗手，核对，向患者解释	
吸气	吸气时舌尖轻顶上腭，用鼻子缓慢吸气，由1默数到3	
呼气	呼气时舌尖自然放松，将嘴唇噘起缩成如吹口哨样或口含吸管状，慢慢向前吹气，由1默数到6，维持呼气时间是吸气时间的2倍	
重复以上动作	如此反复训练，吸呼时间比为1∶2或1∶3。每次训练15～20min，每天3～4次	
整理床单位	锻炼结束后，整理衣物、床单位，协助患者休息	

2. 注意事项

（1）患者教育：训练前要做好健康教育，告知缩唇呼吸整个过程需要患者的主动配合，需要时可由医护人员演示、协助。告知患者当存在支气管痉挛或气道不稳定时，或患者虚弱而容易疲劳时，可暂停或暂缓至症状缓解后再进行。告知患者在运动时或运动后，导致呼吸困难和呼吸急促时均应该进行缩唇呼吸。

（2）体位选择：多数患者采用端坐位，双手扶膝，能配合轻度弯腰收腹的动作，这样更有利于膈肌抬高，呼出更多的气体。

（3）吸气训练：吸气时让气体从鼻孔进入，这样吸入肺部的空气经鼻腔黏膜吸附、过滤、湿润、加温可以减少对咽喉、气道的刺激，并有防止感染的作用。

（4）呼气训练：吹口哨状呼气能使呼吸道保持通畅，防止过多气体潴留在肺内，从而提高呼吸效率。

（5）呼吸方法：每次吸气后不要急于呼出，宜稍屏气片刻再行缩唇呼气。吸气和呼气时间比为1∶2。训练开始时不要让患者长呼气，这是导致呼吸急促的原因。吸气初期不要让呼吸辅助肌收缩。重症患者应该在出现疲劳、呼吸困难前终止缩唇呼吸。

五、教学重点、难点

1. 重点分析

（1）教学方法：缩唇呼吸训练法是建立有效呼吸方式、提高通气效率与有效肺容量、改善氧合、减少呼吸做功、缓解呼吸困难、预防因卧床引起的各种并发症、提升呼吸功能恢复、改善预后的有效方法。重点掌握缩唇呼吸技术操作要点及难点，理解训练指导中的注意事项和要领。此方法简单易学，护士向患者讲解时，可采用亲身示范的教学方式。在临床运用时，先告知患者缩唇呼吸的优点，如增加肺活量、避免气道塌陷且帮助控制呼气、无创无痛、不需要任何额外的花费等，这样患者可能会更容易也更快地去接受。在静息时学会本法后，也可在运动和惊恐时应用。

（2）操作指导要点

①评估患者病情、意识状态、生命体征、配合能力及需要选择的体位，制订个性化呼吸训练计划。

②患者取端坐位，双手扶膝，舌尖轻顶上腭，用鼻子慢慢吸气，由 1 默数到 3。

③舌尖自然放松，嘴唇噘起如吹口哨状，使气体轻轻吹出，由 1 默数到 6，维持吐气时间是吸气时的 2 倍。

④每天练习 3～4 次，每次 15～30min。

2. 难点分析　采用亲身示范的方式，边示教边讲解，教会患者掌握缩唇呼吸技巧，呼气时缩唇大小程度由患者自行选择调整，不要过大或过小，以呼出气流能使距口唇 15～20 cm 处的蜡烛火焰倾斜而不熄灭为适度。教患者进行缩唇呼吸时，应当强调放松、缓慢、延长、有控制地呼气，要放松头部、颈部和嘴唇，不要用力呼气。若用力呼气，易引起气管内的气流紊乱，增加气道阻塞，诱发支气管痉挛。如果难以放松嘴唇，可以尝试发出"sss"或者"嘶嘶"的声音。

3. 理论提问

问题 1：简述缩唇呼吸训练目的是什么。

答：见"目的"。

问题 2：缩唇呼吸训练适宜时机有哪些？

答：见"适应证"。

第四节　腹式呼吸训练

一、定义

腹式呼吸训练是指呼吸时通过膈肌运动使胸腔纵向延伸扩大，增加有效潮气量，有利于改善通气的呼吸运动锻炼方法。腹式呼吸是让横膈膜上下移动，故又称为膈式呼吸。由于吸气时横膈膜会下降把脏器挤到下方，腹部会膨胀，而非胸部膨胀。吐气时横膈膜将会比平常上升，因而可以进行深度呼吸，吐出较多易停滞在肺底部的二氧化碳。

二、目的

能增大横膈肌活动幅度，增加潮气量，改善肺通气，长期锻炼有助于延缓病情进展。

三、适应证与禁忌证

1. 适应证

(1)肺部胸部扩张受限者。

(2)胸腹部术前锻炼及术后恢复者。

(3)重症肌无力、格林-巴利综合征等造成的呼吸肌肌力下降者。

(4)用于哮喘、肺囊性纤维化、COPD、急性呼吸衰竭等疾病的呼吸功能锻炼者。

2. 禁忌证

(1)临床病情不稳定、感染未控制者。

(2)使用呼吸机辅助呼吸,无法脱机者。

(3)严重缺氧,不能自主控制呼吸者。

(4)训练时可导致病情恶化的其他临床情况。

四、操作流程及注意事项

1. 操作流程

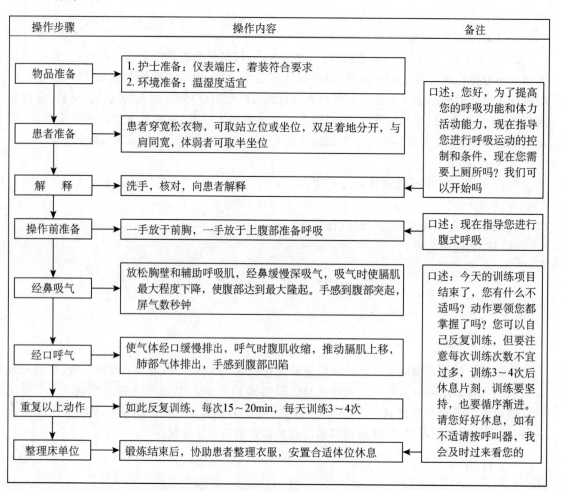

2. 注意事项

(1)健康指导:告知患者腹式呼吸锻炼的重要意义及注意事项,鼓励其坚持长期锻炼。

(2)操作要点:吸气时伴随腹肌放松,膈肌下降,腹部凸起;呼气时腹肌收缩,膈肌上抬,腹部凹陷。

(3)训练方法:指导患者卧位训练时可在腹部放置小枕头、杂志或书本,以帮助训练腹式呼吸。观察到吸气时放置的物体抬升,证明腹式呼吸方法正确。

(4)训练时机:告知患者腹式呼吸训练宜在疾病恢复期和稳定期进行,循序渐进,如感到不适可以暂停锻炼。

(5)时间及频率:锻炼时间、频率视患者病情及体力情况而定,一般初期训练 1min,休息 2min,逐渐延长至每次 15～20min,每日 4 次。

五、教学重点、难点

1. 重点

(1)腹式呼吸的认知:腹式呼吸是一种比较简单方便且较容易掌握的放松法。人的一呼一吸承载着生命的能量。美国健康学家的一项最新调查显示,不论在发达国家还是在发展中国家,城市人口中至少有一半以上的人呼吸方式不正确。因此,认识腹式呼吸的目的和重要性,并掌握腹式呼吸的规范动作要领是极其重要的。腹式呼吸简单易学,站、立、坐、卧皆可,随时可行,但以躺在床上为好。仰卧于床上,松开腰带,放松肢体,思想集中,排除杂念,慢慢吸气,鼓起肚皮,每口气坚持 10～15s,再徐徐呼出,每分钟呼吸 4 次。

(2)重点操作技巧指导要求

①教会患者取仰卧位或坐位,一手置于胸部(两乳间),一手置于上腹部,呼气时腹部的手随之下沉,逐渐向腹部加压,促进膈肌上移;吸气时腹部对抗此加压的手,使之缓缓隆起。

②教会患者呼吸过程中胸部的手基本不动,锻炼时取仰卧位,也可取坐位或站位,身体稍向前倾。

③告知患者在练习时注意观察自己的病情,一旦出现呼吸困难等症状,则立即停止。

2. 难点

(1)腹式呼吸训练法是建立有效呼吸方式、提高通气效率与有效肺容量、改善氧合、减少呼吸做功、缓解呼吸困难的有效方法,重点掌握腹式呼吸双手分置胸腹的技巧,理解训练指导中的注意事项。

(2)严格掌握腹式呼吸的适应证及禁忌证。通过腹式呼吸训练的原理,了解在呼吸过程中整个肺的运动方式。

(3)腹式呼吸的关键在于无论是吸还是呼都要尽量达到"极限量",即以吸到不能再吸,呼到不能再呼为度;同理,腹部也要相应收缩与膨大到极点,如果每口气直达下丹田则更好。

(4)学会交替运动。做腹式呼吸时间长短由个人掌握,也可与胸式呼吸结合,这便是呼吸系统的交替运动。

第五节　吸气肌训练

一、定义

吸气肌训练是锻炼以膈肌为主的具有吸气功能的肌肉,以增强其肌力和耐力,改善心肺功能,促进运动能力的恢复,减少呼吸困难,从而提高患者的生活质量。

二、目的

可以显著增加吸气肌肌力和耐力,提高运动能力,减少呼吸困难,改善临床预后(减少呼吸困难的严重程度)并提高个人的日常活动能力。

三、适应证与禁忌证

1. 适应证

(1)运动时重度呼吸困难者。

(2)吸气肌肌力下降者。

(3)中至重度的呼吸功能损害,但不是终末期 COPD(重度肺气肿和膈肌扁平)者。

2. 禁忌证

(1)临床病情不稳定者。

(2)呼吸衰竭,训练时可导致病情恶化的其他临床情况。

(3)严重的认知缺陷者等。

四、操作流程及注意事项

1. 操作流程

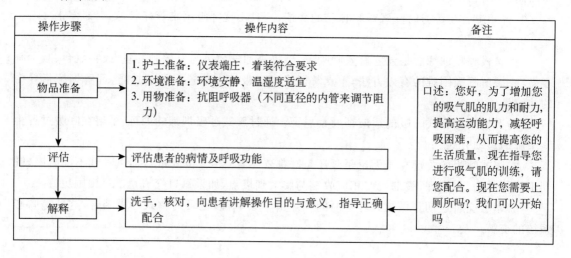

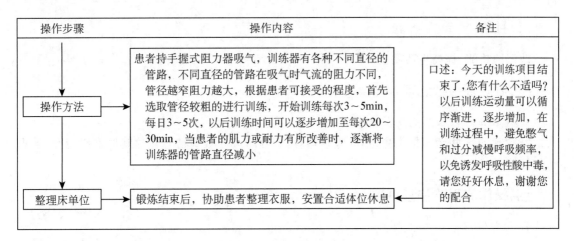

操作步骤	操作内容	备注
操作方法	患者持手握式阻力器吸气，训练器有各种不同直径的管路，不同直径的管路在吸气时气流的阻力不同，管径越窄阻力越大，根据患者可接受的程度，首先选取管径较粗的进行训练，开始训练每次3～5min，每日3～5次，以后训练时间可以逐步增加至每次20～30min，当患者的肌力或耐力有所改善时，逐渐将训练器的管路直径减小	口述：今天的训练项目结束了，您有什么不适吗？以后训练运动量可以循序渐进，逐步增加，在训练过程中，避免憋气和过分减慢呼吸频率，以免诱发呼吸性酸中毒，请您好好休息，谢谢您的配合
整理床单位	锻炼结束后，协助患者整理衣服，安置合适体位休息	

2. 注意事项

(1)使用中患者感觉头晕或者疲惫，则暂停训练，休息一下。

(2)若不能有效地深呼吸则需呼吸治疗师协助进行。

(3)若无法有效排痰，及时咨询医师。

(4)抗阻呼吸器专人专用，防止交叉感染。

五、教学重点、难点

1. 重点 当吸气肌无力或者萎缩时，血流量就会减少，在运动时，身体的总血流量供给呼吸肌的比例从正常的 2% 上升到 16%，而供给其他骨骼肌的血流量相对减少，导致运动耐力下降。由此可见，吸气肌的训练尤为重要。而什么人需要训练吸气肌呢？这就要求大家严格掌握吸气肌训练的适应证及禁忌证。适应证不仅仅包括有呼吸系统疾病的患者，还包括部分普通人和运动员。

2. 难点 吸气肌的训练对于慢性阻塞性肺疾病、慢性心力衰竭、胸外科手术患者及哮喘儿童患者的治疗具有意义。通过吸气肌训练，可使呼吸频率下降、潮气量增加、肺泡通气量增加，减少了炎症刺激和并发症。研究和实践表明：通过吸气肌的训练，能够增加吸气肌力量 34%，减少呼吸急促 28%，改善生活质量 19%，改善运动耐受性 22%，减少使用医疗资源 25%。另外，训练吸气肌还有助于减肥、美容、缓解疲劳、对抗感染、减少术后并发症。吸气肌如此重要，如何评定与训练呢？这就需要呼吸评定器来评定，需要呼吸训练器来训练。在使用呼吸训练器训练时，若感觉头晕或者疲惫，则暂停训练，进行休息；若不能有效的深呼吸则由呼吸治疗师协助进行；若无法有效排痰，及时咨询医师。为防止交叉感染，呼吸训练器要专人专用。

第六节 呼气肌训练

一、定义

呼气肌训练常使用缩唇呼吸、等长收缩训练、腹肌训练和吹蜡烛等方法来增加潮气量和肺泡通气量，提高血气交换率。

二、目的

改善肺功能，提高生活质量。

三、适应证与禁忌证

1. 适应证　呼吸肌力量及耐力弱者。

2. 禁忌证　临床病情不稳定，呼吸衰竭者，训练时可导致病情恶化的其他临床情况，严重认知缺陷者等。

四、操作流程及注意事项

1. 操作流程

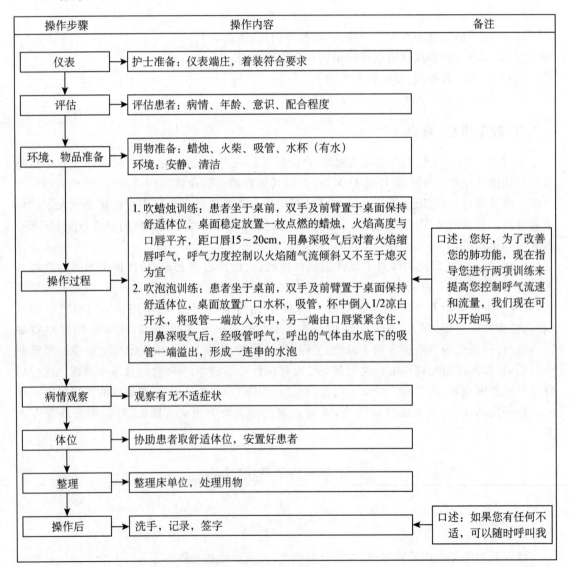

操作步骤	操作内容	备注
仪表	护士准备：仪表端庄，着装符合要求	
评估	评估患者：病情、年龄、意识、配合程度	
环境、物品准备	用物准备：蜡烛、火柴、吸管、水杯（有水） 环境：安静、清洁	
操作过程	1. 吹蜡烛训练：患者坐于桌前，双手及前臂置于桌面保持舒适体位，桌面稳定放置一枚点燃的蜡烛，火焰高度与口唇平齐，距口唇15~20cm，用鼻深吸气后对着火焰缩唇呼气，呼气力度控制以火焰随气流倾斜又不至于熄灭为宜 2. 吹泡泡训练：患者坐于桌前，双手及前臂置于桌面保持舒适体位，桌面放置广口水杯，吸管，杯中倒入1/2凉白开水，将吸管一端放入水中，另一端由口唇紧紧含住，用鼻深吸气后，经吸管呼气，呼出的气体由水底下的吸管一端溢出，形成一连串的水泡	口述：您好，为了改善您的肺功能，现在指导您进行两项训练来提高您控制呼气流速和流量，我们现在可以开始吗
病情观察	观察有无不适症状	
体位	协助患者取舒适体位，安置好患者	
整理	整理床单位，处理用物	
操作后	洗手，记录，签字	口述：如果您有任何不适，可以随时呼叫我

2. 注意事项

(1)训练时环境要安静,避免患者受到过多的干扰。

(2)患者穿宽松衣物,采取舒适放松的体位。

(3)避免憋气和过分减慢呼吸频率,以免诱发呼吸性酸中毒。

(4)持之以恒、循序渐进。运动量因人而异,逐步增加,以不引起明显疲劳感为度。

(5)除呼吸运动外,患者还可以进行适量的体力训练,如散步、打太极拳等,注意营养,戒烟。

五、教学重点、难点

1. 重点　操作前,向患者讲解呼气肌训练的目的及原理,告知患者必须长期锻炼,持之以恒,才能看到呼吸锻炼的效果。

2. 难点　目前关于呼气肌的研究较少,但已有西班牙学者研究呼气肌训练在严重 COPD 患者的肺功能、运动耐力、症状、健康相关生活质量方面的作用。结果显示,训练后肺功能没有改变,但运动容量、症状、生活质量的改善有统计学意义,步行距离的改善与最大呼气压相关。所以,呼气肌的训练是很有必要的。

第七节　肺扩张训练

一、定义

肺扩张训练又称胸廓侧向扩张训练,通过吸气时轻轻压迫下胸廓正面或侧面,鼓励患者在吸气时抬起压迫的部位,使下胸部肋间肌及膈肌在吸气时承受压力负荷,以达到强化肌力、促进胸廓运动、增加肺底部扩张和改善通气的效果。

二、目的

强化肌力、促进胸廓运动、增加肺底部扩张和改善通气。

三、肺扩张治疗工具

1. 诱导式肺量计

(1)诱导式肺量计治疗的生理学基础:诱导式肺量计(incentive spirometer,IS)是治疗肺不张的首选方法,该方法鼓励患者进行持续最大吸气动作来激发其最大的跨肺压,从而使肺泡得到最佳充盈。持续最大吸气动作分为最大吸气和吸气末屏气两部分。治疗过程中关注的不仅是肺内吸入气量,吸气末屏气甚至比增加肺吸入气量更为重要。吸气末屏气可以尽量使胸廓保持在最大肺容积位置,以使胸膜腔内压维持在最低水平,从而使通气不良的肺泡受负压的影响时间延长,更有利于其充盈。

(2)诱导式肺量计的分类和使用:持续最大吸气的效果取决于患者自身努力程度,我们必须重视对患者的宣教与示范,并要求患者能对治疗做自我评价。诱导式肺量计可显示患者的深吸气容积或流量,患者在操作练习时可进行监测。

目前市场上的诱导式肺量计分为容积型和流量型两种。容积型诱导式肺量计可直接测量并显示吸入容积,以了解预期的目标是否达到。流量型诱导式肺量计则测量吸入的气流量,其容量可通过公式计算,即容量＝流量×时间。无论是流量型还是容积型装置,其目的均为鼓励患者进行持续最大量吸气来预防或矫正肺扩张不全,到目前为止并无证据显示何种类型的诱导式肺量计更优良。

(3)适应证与禁忌证:根据美国呼吸治疗协会 (American Association for Respiratory Care,AARC)关于诱导式肺量计的临床使用指南建议,适应证包括有肺扩张不全的表现;预防肺扩张不全(如接受上腹部手术、胸腔手术及 COPD 患者施行手术时);原有限制性肺部疾病合并四肢麻痹和(或)膈肌功能障碍。禁忌证包括无法接受教导或无法正确使用诱导式肺量计者;无法执行有效的深呼吸者[如肺活量 (vital capacity,VC)≤10 ml/kg,深吸气容积(inspiratory capacity,IC)<1/3 预测值]。有气管切开造瘘者非禁忌证,但需有合适的结合管与诱导式肺量计结合使用。

(4)诱导式肺量计治疗的实施:治疗技术上应强调持续最大吸气的要领。吸气尽可能缓慢深大,吸气末屏气 3~5s,然后缓慢放松的呼气。患者清醒时,每小时做 8~10 次,每次最大吸气后应休息 1min 左右。实施治疗的同时应对患者做好充分的镇痛。持续最大吸气在本质上属于生理性的主动呼吸,故其并发症相对较少。主要并发症包括由不正确的呼吸动作导致的过度通气、支气管痉挛加重,以及执行时因脱离氧气面罩而引起的低血氧、气胸(原有肺气肿)、疲乏等。

2. 间歇正压呼吸

(1)定义:间歇正压呼吸 (intermittent positive-pressure breathing,IPPB)是一种由患者的吸气动作激发机器送气,在气道开口形成正压,从而将高于潮气量的气流送入气道内的辅助通气方法。间歇正压呼吸与呼吸机正压通气原则上并无差别,但二者在治疗目的与具体实施上各有特点。呼吸机的正压呼吸是一种持续性的呼吸支持;而间歇正压呼吸只是间断提高患者潮气量的辅助措施,患者与机器连接,每天数次,每次 15~20min。

(2)适应证和禁忌证:根据美国呼吸治疗协会关于间歇正压呼吸的临床使用指南推荐。

①适应证

· 需要改善肺不张的情况:出现明显肺不张且无法成功地使用诱导式肺量计治疗或无法合作的患者;因疾病造成通气严重受限或不能有效咳嗽,导致痰液清除能力不佳且对其他治疗无效的患者;需使用短期非侵入通气治疗的高碳酸血症。

· 需施行气雾药物给药治疗:虽然有些学者反对在重度支气管痉挛 (如急性气喘)时使用间歇正压呼吸给药,但在其他治疗无效时(如定量喷雾器 MDI 给药)可以在小心、谨慎的监督下使用间歇正压呼吸。当患者因呼吸肌软弱疲乏或因慢性疾病使用间歇性非侵袭通气支持时,间歇正压呼吸可用来运送气雾药物进行给药治疗。

②禁忌证:虽然间歇正压呼吸除张力性气胸外并无绝对的禁忌证,但对于下列情况,在决定使用间歇正压呼吸前需小心谨慎地评估:颅内压>115 mmH_2O;血流动力学不稳定;近期接受面部、口腔或头颅手术者;近期接受食管手术者;急性咯血;恶心反胃;吞食气体;未治疗的活动性肺结核;打嗝。

(3)间歇正压呼吸的实施:治疗可使用口含嘴或者面罩,但必须先解决气道漏气问题。口咬器须放置妥当,指导患者咬紧以防漏气,一开始可以使用鼻夹来训练,熟练后可移除鼻夹。间歇正压呼吸治疗仪的敏感度可设在 1~2 cmH_2O,起始系统压力设在 10~15 cmH_2O;紧接着应监测所得到的肺容积,然后依据患者具体情况,再做压力调整。若机器属于流量型,最初可采用低至中度流量值,再根据患者呼吸型态调整流量。呼吸频率约 6 次/分,吸呼比 1:3～1:4,每次治疗时间为 15～20min。

3. 呼吸道正压治疗 与间歇正压呼吸一样,呼吸道正压系统用正压来增加跨肺压以加强肺扩张。不同于间歇正压呼吸的是呼吸道正压系统不需要复杂的机器。下面介绍呼气末正压(PEEP)和持续气道正压(CPAP)治疗技术。

(1)PEEP 治疗

①适应证和禁忌证

• 适应证:降低气喘和 COPD 患者的气体潴留;帮助排出滞留的分泌物;预防或改善肺扩张不全;在患者接受支气管净化治疗时,使支气管舒张药的传送更有效。

• 禁忌证:虽然目前尚无使用 PEEP 治疗的绝对禁忌证报道,但在开始执行此类治疗前,仍须针对下列因素进行仔细评估:患者无法承受呼吸功的增加(急性气喘、COPD);颅内压>200 mmH$_2$O,血流动力学不稳定;急性肺炎;活动性咯血;未经治疗的气胸;已知或疑似鼓膜破损或其他中耳症状;最近接受面部、口腔、头骨手术或有外伤;身出血;食管手术;恶心。

②PEEP 治疗的实施:PEEP 的一般治疗策略通常为 2～4 次/日,治疗频率则以患者的治疗反应而定。在急性恶化期间应缩短治疗的间隔,而非延长治疗的时间。喷雾药物治疗可与PEEP 疗程合并。具体方法:采用舒适坐姿。若使用面罩,将其舒适且紧密地罩住口鼻;若使用咬嘴,以双唇密合住咬嘴并通过口呼吸。做一个深大吸气,但不要吸满整个肺部。做主动呼气,但不要太用力,在呼气期产生一个 10～20 cmH$_2$O 的呼气正压,初期治疗阶段时,需以压力表来确定压力。吸气时间约占整个呼吸周期的 1/3(吸呼比 1:3～1:4)。完成 10～20 次的呼吸。拿下面罩或咬嘴,做 2～3 次的哈气动作,视情况稍作休息。重复以上循环 4～8 次,但不超过 20min。

(2)CPAP 治疗

①适应证和禁忌证

• 适应证:虽有证据支持 CPAP 可有效治疗术后肺扩张不全,但也有人认为真正符合增加功能残气量的情形可能在结束治疗后 10min 即消失;因此,部分学者曾建议 rCPAP 应持续而非间歇性使用。CPAP 面罩也曾用于治疗心源性肺水肿患者,CPAP 可减少静脉回流与心脏充盈压,当然也改善了肺顺应性并降低其呼吸功。

• 禁忌证:血流动力学不稳定,较长时间都无法忍受 CPAP 者;通气过低,由于无法确保通气量,也不适用于 CPAP 装置;颜面创伤、未治疗的气胸及高颅内压者。

②CPAP 的实施:治疗师必须确保 CPAP 系统内气体流速符合患者的需求。通常初始的流速设定为分钟通气量的 2～3 倍;之后应密切观察呼吸道压力变化再做调整,最佳的流速吸气期间系统压力下降程度不超过 1～2cmH$_2$O。使用 CPAP 治疗的缺点主要与压力增加或装置有关。因装置而引发的呼吸功增加可能导致低通气和高碳酸血症;气压伤也是使用 CPAP时潜在的危险且好发于有肺气肿和肺大疱患者;CPAP 压力使用>15 cmH$_2$O 时易产生胃胀气,此情况对吞咽反射欠佳的患者来说易导致呕吐与误吸。

第 5 章

常见结核病护理常规

第一节　肺结核护理常规

肺结核是结核分枝杆菌引起的肺部慢性传染性疾病。排菌肺结核患者为重要传染源。结核分枝杆菌可侵及全身多个脏器,但以肺部最为多见。对人类致病主要是人型菌,其次为牛型菌,具有抗酸染色的特性。对外界环境抵抗力较强,在阴湿处可生存 5 个月以上,但在烈日下直晒 2～7h 或煮沸 10min 能被杀灭。基本病理特征为渗出、干酪样坏死及其他增殖性组织反应,可伴空洞形成。分原发型、浸润型、血行播散型、慢性纤维空洞型和结核性胸膜炎五大类。

一、病因

当人体抵抗力降低时,经呼吸道或消化道初次侵入机体的结核菌,常在肺部或肠壁形成原发灶,90%～95%发生在肺部。吸入感染的结核菌在肺任何部位都可形成渗出性炎性病灶,称为原发病灶,多发生在上叶底部、中叶或下叶上部,以右肺最多见。引起淋巴结炎及淋巴管炎和肺部的原发灶,统称原发复合征。大多数病灶可自行吸收或钙化,常有肺部原发灶的少量结核菌进入血液循环并播散到身体各脏器,但因人体抵抗力强仅产生局限病灶并逐渐愈合,具有形成继发肺结核及肺外结核的可能。

二、临床表现

早期结核病无自觉症状,常在健康检查时发现。常见的临床表现主要有全身中毒症状和呼吸道症状。

1. **注意询问患者接触史、患者的生活环境和疫苗接种史**　结核菌主要是经呼吸道传播,其次是消化道感染。传染源主要是排菌的肺结核患者,尤其是痰涂片阳性未经治疗者。

2. **了解患者既往健康状况**　麻疹、糖尿病、艾滋病和其他严重疾患及营养不良或使用免疫抑制药、糖皮质激素等,可使人体免疫力下降,容易受感染而发病。

3. **免疫和变态反应**　人体对结核菌的自然免疫力是非特异性的,接种卡介苗或经过结核菌感染后所获得的免疫力具有特异性,能将入侵的结核菌杀死或严密包围,制止其扩散,使病灶愈合。少量或毒力弱的结核菌多能被人体防御功能杀灭;只有在受到大量或毒力强的结核菌侵袭而人体免疫力低下时感染才能发病。

4. **全身症状**　表现为午后低热、乏力、食欲减退、消瘦、盗汗等全身性症状。若肺部病灶进展播散时,可有不规则高热、畏寒等,妇女有月经失调或闭经。

5. 呼吸系统症状　咳嗽,多为刺激性干咳或有少量黏液痰;继发感染时,痰呈黏液脓性且量增多。约 1/3 患者有不同程度咯血。一般肺结核无呼吸困难;若有大量胸腔积液、自发性气胸或慢性纤维空洞型肺结核及并发肺心病、呼吸衰竭、心力衰竭者常有呼吸困难,甚至发绀。

6. 体征　病灶小或位置深者,多无异常体征。病变范围较大者,可见患侧呼吸运动减弱,语颤增强,叩诊呈浊音,听诊呼吸音减弱或有支气管肺泡呼吸音。锁骨上下、肩胛间区叩诊略浊,听诊有湿啰音往往有利于肺结核病的诊断。肺有广泛纤维化或胸膜粘连增厚者,对侧可有代偿性肺气肿体征。

7. 并发症　有自发性气胸、脓气胸、支气管扩张、肺心病。结核菌随血行播散可并发淋巴结、脑膜、骨及泌尿生殖器官结核等。

三、辅助检查

1. 实验室检查　痰结核菌检查是确诊肺结核最可靠的方法。有直接涂片法、集菌法、培养法。应连续多次送检,痰菌阳性说明病灶是开放性的。

2. 胸部 X 线、CT 检查　是早期诊断肺结核的重要方法。结核灶在 X 线上的表现有浸润性病灶、干酪性病灶、空洞、纤维钙化的硬结灶、粟粒性病灶及胸膜腔积液等。

3. 结核菌素试验　判断机体是否感染过结核分枝杆菌的主要手段,结核菌素强阳性反应提示机体处于结核超敏感状态。

4. 支气管镜检查　可直接观察气管、支气管等解剖结构,还可通过支气管镜吸取支气管的分泌物、毛刷刷检、活检钳活检等方法,进行病理学、细菌学、细胞学、免疫学、生化学检查等。

5. 胸膜、肺的活体组织检查　胸膜穿刺活检术、肺穿刺活检术取胸膜、肺组织的活体组织进行检查。

6. 超声波检查　B 型超声波是现代医学影像的重要组成部分,现已广泛应用于胸部、腹部脏器疾病的诊断。

7. 免疫学诊断和基因诊断　这种诊断技术具有灵敏度高、特异性强、快速、不依赖培养、便于检出低活力菌等优点。

四、治疗原则

确诊的结核患者应及时给予抗结核药物治疗,合理的化疗是治愈患者、消除传染源、控制流行的最有效措施。

1. 化疗原则

(1)早期:因肺结核早期病变可逆,治疗效果最好,同时早治,还可减少传染源的危害。

(2)联合:一般治疗应采用 2 种或 2 种以上抗结核药物联合应用,可延缓耐药的产生及增加药物的协同作用,达到较理想的治疗效果。

(3)适量:采用既能发挥其有效抗菌作用,而不发生或少发生不良反应的适宜剂量。剂量过小,既影响疗效又容易导致耐药性的产生,剂量过大易发生不良反应。

(4)规律:化疗成功的关键在于规定的时间内有规律、不间断地用药,坚持按规定的化疗方案进行治疗。

(5)全程:患者按规定的治疗方案完成疗程,如短程化疗 6 个月或 9 个月,标准化疗 1~1.5 年。不能提早停药随意更换药物。

2. 对症治疗

（1）毒性症状：在有效抗结核治疗1～2周，毒性症状多可消失，常无须特殊处理。高热或大量胸腔积液者可在使用有效抗结核药物同时，加用糖皮质激素以减轻炎症和过敏反应，促进渗出液吸收，减少纤维组织形成及胸膜粘连。毒性症状消退后，激素剂量递减直至停药。

（2）咯血：若仅痰中带血或小量咯血，以休息、止咳、镇静等对症治疗为主，中等或大量咯血时应严格卧床休息，应用止血药物，必要时可用纤维支气管镜止血，或插入球囊导管压迫止血，或吸收性明胶海绵止血。

3. 手术治疗　仅适用于肺组织严重破坏，长期内科治疗难以恢复的病灶。

五、护理措施

1. 病室　保持整洁安静，空气新鲜，阳光充足，每日定时通风。室内相对湿度50%～60%，温度18～22℃。

2. 病情观察　肺结核活动期应观察咳嗽、咳痰性质，有无胸痛，咯血后有无继续发热；及时发现咯血患者，并观察大咯血者有无咯血不畅、烦躁不安、心情紧张、挣扎坐起、胸闷气促、发绀、大汗等窒息的先兆及表现，并做好抢救准备，备好吸引器、鼻导管、气管插管和气管切开包等急救物品。

3. 用药护理　做好用药指导，督促患者按时服药，强调坚持规律用药、合理化疗。密切观察患者用药后有无厌油腻、恶心、食欲缺乏、耳鸣、耳聋等症状，定期复查肝肾功能、血常规等。

4. 对症护理

（1）发热：患者卧床休息，多饮水，必要时给予物理降温或小剂量解热镇痛药。

（2）盗汗：患者注意室内通风，棉被不宜太厚。及时用温毛巾擦干汗液，并更换清洁干燥衣服、被单等。

（3）咳嗽：患者适当给予止咳祛痰药（如复方甘草合剂等），喉痒时可用局部蒸汽湿化呼吸道，减轻咳嗽。

（4）咯血：小量咯血患者注意休息、保持安静、消除紧张情绪，往往能自行停止，必要时可给小剂量镇静药（如地西泮等），禁用吗啡；咯血较多时应采取患侧卧位，指导患者轻轻将气管内存留的积血咳出；大咯血时应立即采取措施保持呼吸道畅通，迅速清除口腔内血块，采取头低足高位、头颈尽量伸直、轻拍背部、促使血块排出。必要时做气管插管吸出血块，遵医嘱给予止血药物（如垂体后叶素等）。咯血过多者视病情给予输血及高流量吸氧。

5. 痰标本的留取　指导患者正确留取各种标本的方法。留痰液应在清晨，先清洁口腔，然后将痰吐到干燥、清洁的标本盒内并及时送检。

6. 休息与活动　规律休息，适量活动，以不感到疲劳为度。

7. 饮食护理　结核病是一种慢性消耗性疾病，食疗在结核病治疗过程中起着很重要的作用，合理的营养可增加机体免疫力，促进疾病早日痊愈。所以要养成良好的饮食习惯，加强营养的摄入，饮食宜高热能。长期的发热、盗汗等增加机体消耗，热能供给超过正常人，每天供给热能40～50kJ/kg。高蛋白（尤其是优质蛋白）：病灶的修复需要大量的蛋白质。提供足够的蛋白质，有助于体内免疫球蛋白的形成和纠正贫血症状。富含维生素及矿物质，并注意补充适量的钙质，结核病痊愈过程中出现的"钙化"需要大量钙质，因此应供给结核患者高钙食品。应多食用肉类、蛋类、奶类、豆制品、新鲜的蔬菜水果等。进餐时，室内要整洁、空气要清新，食物的烹调要注意色、香、味,避免辛辣等刺激性调制品,忌烟、酒。提倡分餐制。保持口腔卫生,饭后漱口,必要时治疗口腔或牙齿疾病。

8. 超声药物导入治疗的护理

(1)患者准备:保持病灶区域皮肤的清洁、干燥,增加药物透皮吸收效果。针对患者病情取合适体位,注意保暖。

(2)治疗过程中有轻微针刺感和温热感属于正常现象,但由于每个患者耐受力有差异,若患者主诉不适症状加重则应立刻调低挡位,直到患者能够承受。

(3)治疗后护理:取下超声电导仪治疗发射头,关闭电源。擦净患者病灶处周围皮肤的药液。密切观察、记录体表结核病灶变化程度,并与治疗前相比较。

(4)皮肤护理:告知患者药透部位贴身衣物应柔软、清洁、干燥,材质以棉质类为宜,以保护药透部位的皮肤。另外告知患者勿搔抓皮肤,保持皮肤完整。

9. 心理护理　肺结核病程长、用药种类多、疗效慢,而且开放性肺结核具有传染性,患者精神压力大,常产生焦虑、悲观等一系列情绪反应,护士应加强对患者及家属咨询和卫生宣教,介绍有关结核病的知识,并告诉患者坚持早期、规律、联合、适量、全程用药,可避免耐药菌株产生,确保疗效,消除患者不良的心理因素,积极配合治疗护理,树立战胜疾病的信心。

六、出院指导

1. 按时服药,不可自行停药,以免治疗中断疾病再度复发。同时注意观察用药后的不良反应,定期门诊复查。若有咳嗽、胸痛、发热等情形出现,应立即就诊。

2. 保持房间温湿度适宜、空气流通、光线充足,避免到人员聚集、通风不良的公共场所。

3. 出院后注意休息,避免过度劳累,活动量以不感到疲劳为宜,保持身心愉快,增强身体抵抗力,预防感冒。适宜的活动,如散步、做操、打太极拳等。

4. 各种营养素齐全与适当,高蛋白、高维生素和矿物质饮食,并注意补充适量的钙质,应多食用肉类、蛋类、奶类、豆制品、新鲜的水果蔬菜等。忌烟、酒。

5. 养成个人良好的卫生习惯,指导患者做好家庭消毒隔离,用餐提倡分餐制,对家庭有关人员积极做好预防工作。

第二节　肺结核合并咯血护理常规

肺结核合并咯血是肺结核最常见的急症之一,咯血者多见于肺空洞内小动脉破裂,可造成窒息或者严重失血性休克,其中窒息是造成咯血患者死亡的主要原因。

1. 少量咯血　每天咯血量＜100ml。

2. 中量咯血　每天咯血量 100～300ml。

3. 大量咯血　每天咯血量＞500ml 或一次咯血量＞300ml。

一、病因

1. 结核病灶炎性反应和毒素对毛细血管壁的刺激,使毛细血管壁通透性增强,红细胞外渗至肺泡,出现痰中带血或血染痰。

2. 结核病灶坏死、溃烂时侵蚀到血管壁,可发生咯血,根据被侵蚀血管的不同而咯血量不同。

3. 肺结核并发支气管内膜结核时，局部血管受损而咯血。

4. 陈旧性结核病的钙化灶刺激或纤维瘢痕收缩引起咯血，这种咯血多与用力活动有关，多在活动后咯血，而与肺部病灶活动无关。

二、临床表现

1. 咯血先兆　喉痒、胸闷、咳嗽等。

2. 中、少量咯血时　痰中带血丝、血块、咯血前可有无力、易烦躁等表现。

3. 大量咯血时　患者常表现有精神紧张，焦虑，全身无力，头晕，心慌，面色苍白，四肢发凉，脉搏加快，咳嗽剧烈等症状。

4. 窒息先兆　常表现为面色青紫，烦躁不安，呼吸急促，牙关紧闭等表现。

三、治疗原则

1. 对症治疗、镇静和休息

(1)中、小量咯血，如痰中带血者，卧床休息为主，持续低流量吸氧($1\sim2L/min$)，施以一般止血及促凝血药物即可。

(2)大量咯血则应绝对卧床休息，以患侧卧位为宜，避免血液溢入健侧肺，若不能明确出血部位，则暂取平卧位，持续应用止血药物。

2. 大咯血的抢救

(1)采取患侧卧位或头低足高俯卧位。

(2)清除口鼻腔内的血块，保持呼吸道通畅。

(3)建立两条静脉通路，遵医嘱使用止血药物，持续高流量吸氧($4\sim6L/min$)。

(4)当血容量不足时，给予输血扩容治疗。

(5)对精神紧张，恐惧不安者，应解除不必要的顾虑，必要时可给少量镇静药，禁用吗啡，避免抑制呼吸。

3. 窒息的抢救

(1)立即清除口鼻腔内的血液，持续高流量吸氧($4\sim6L/min$)，解除呼吸道梗阻，将患者置于头低足高位，头偏向一侧，并轻拍其背部，使血液及血块从气管内流出，确保呼吸道通畅。

(2)对牙关紧闭者应用开口器、舌钳，开放气道，清除口腔及咽喉部积血。

(3)用 16 号吸痰管从口腔或鼻腔插至咽喉部，既能清除积血，又能刺激咽喉部诱发咳嗽反射，促使血块咯出。

(4)必要时进行气管插管，有条件时可行支气管镜下吸引，吸出气管及支气管内的血块。

4. 手术治疗　持续或反复大咯血，内科治疗无效，可采用支气管肺动脉栓塞术止血治疗。

四、护理措施

1. 咯血的护理

(1)病情观察:严密观察患者生命体征和咯血量，特别是年老体衰、有咯血史且咳嗽无力的患者，防止窒息。

(2)用药护理:遵医嘱用止血药物，如垂体后叶素可以收缩小动脉，减轻咯血，不良反应有子宫、胃肠道平滑肌收缩和冠状动脉收缩，因此冠心病高血压患者及孕妇禁用。静滴时速度不要过快,否则易引起恶心、心悸、便意等不良反应,注意观察以上不良反应,及时对症处理。

（3）窒息的预防:指导患者咯血时不能屏气,以免诱发喉头痉挛导致血液引流不畅,形成血块而导致窒息。密切观察患者有无窒息先兆,做好抢救准备。

2. 支气管动脉栓塞术后护理

（1）观察患者生命体征及穿刺部位有无出血、渗血及血肿形成。

（2）术后绝对卧床 24h,穿刺处沙袋加压 4～6h,术侧肢体制动 12h。

（3）注意观察患者术侧肢体皮温是否正常,足背动脉搏动是否良好。

（4）制动期间,可床上行踝泵运动,防止下肢深静脉血栓形成。解除制动后,可适当活动术侧肢体,避免大幅度抬起或弯曲。

3. 口腔护理　保持口腔清洁,减少呼吸道感染的发生。

4. 活动与休息　保证充足的睡眠,在病情稳定的情况下,适当有氧锻炼,以不感觉劳累为宜,保持心情愉悦,避免情绪激动。

5. 饮食护理　给予高热能、高蛋白、富含维生素的易消化流质或半流质饮食,防止便秘,大咯血者暂禁食。

6. 心理护理　由于肺结核患者服药时间长,又有咯血,情绪容易烦躁,缺乏耐性,护士要与患者多交流沟通,根据患者心理特征、文化层次进行个性化的心理疏导。

五、出院指导

1. 用药指导　嘱患者按时、按量服用抗结核药物,定期检查,教会患者自己观察药物的不良反应,如感不适及时就诊。

2. 饮食指导　忌食辛辣刺激食物,忌烟、酒,给予高蛋白、富含维生素及膳食纤维丰富食物,防止便秘,大咯血时应禁食。

3. 隔离与消毒　告知患者及家属,肺结核的传播途径是飞沫传播,隔离方式为呼吸道隔离。如条件允许,应予单独居室,勤开窗通风,个人物品经常太阳暴晒（2h）,餐具可煮沸消毒,保持环境相对温度、湿度,避免感染等诱发咯血。

4. 定期复查　嘱患者定期复查 X 线胸片,痰菌检查,肝功能、肾功能等检验,以了解病情恢复情况,及时调整治疗方案。

5. 活动与休息　每天睡眠不少于 10h,避免重体力活动,以免劳累。结核中毒症状明显时,应卧床休息;恢复期患者适当增加一些户外活动,如散步,做保健操等,以增强机体免疫功能。

6. 心理调整　针对出院前紧张、焦虑的患者,及时与患者沟通及心理疏导,与患者分享成功案例,帮助其树立战胜疾病的信心。讲解出院后的注意事项,解除患者心理负担,使其保持心情愉悦,情绪稳定。

第三节　支气管内膜结核护理常规

支气管内膜结核是发生在气管、支气管黏膜或黏膜下层的结核病。一般在气管镜下可分为:Ⅰ型炎症浸润型、Ⅱ型肉芽增殖型、Ⅲ型狭窄闭塞型、Ⅳ型溃疡型、Ⅴ型支气管胸膜瘘,若延缓治疗,可致结核性气管狭窄,严重的可引起阻塞性肺炎或肺不张。支气管黏膜的溃疡糜烂是支气管结核的典型表现,可由于浸润性支气管结核或支气管淋巴结核、干酪样坏死穿透支气管壁而产生。大多数继发于肺结核,女性多于男性,各年龄组均可发病,20－29岁年龄组占多数。少数继发于淋巴结核,以儿童及青年为多。

一、病因

支气管内膜结核均为继发性,多继发于肺结核,少数继发于支气管淋巴结结核。经淋巴和血行播散引起支气管内膜结核者极少见。结核菌接触感染为支气管内膜结核最常见的感染途径。肺结核患者含有大量结核菌的痰液通过气管时,或空洞、病灶内的含结核菌的干酪物质通过引流支气管时,直接侵及支气管黏膜。邻近脏器结核病波及支气管、肺实质结核病进展播散时可波及支气管、肺门及纵隔淋巴结发生干酪样坏死时,可浸润穿破邻近支气管壁,形成支气管结核或支气管淋巴瘘。血行感染发生机会较少。

二、临床表现

支气管内膜结核患者的临床症状视病变范围、程度及部位有所不同。

1. 咳嗽　典型的支气管内膜结核的咳嗽是剧烈的阵发性干咳,镇咳药物不易控制。

2. 咯血　患者剧烈咳嗽时,常有痰中带血或少量咯血,溃疡型支气管内膜结核或淋巴瘘患者可因黏膜上的小血管破溃而发生少量或中等量的咯血。

3. 阵发性呼吸困难　呼吸困难程度因病情而异。有支气管狭窄的患者如有黏稠痰液或管腔内坏死物脱落引起阻塞管腔,可发生一时性的呼吸困难,待痰液或坏死物排出方可缓解症状。

4. 典型体征　患处局部可听到持久的不随咳嗽改变的哮鸣音或呼吸音减弱。

三、治疗原则

1. 全身抗结核治疗　无论是单纯的或并发于肺结核的气管、支气管内膜结核,均应进行有效、合理的全身抗结核药物治疗。

2. 局部治疗

(1)雾化吸入:选用局部刺激性较小的药物,如异烟肼和链霉素等溶于生理盐水中进行雾化吸入。每日1～2次,疗程1～2个月。

(2)支气管镜下治疗:对深而广泛的支气管内膜结核,可在全身化疗的同时,配合支气管镜下局部进行治疗。主要治疗包括:经气管镜局部黏膜下注药、氩气刀、冷冻、球囊扩张、支架等治疗手段。

(3)手术治疗:器质性气管狭窄和阻塞,同时伴有远端肺不张、张力性空洞、支气管扩张等可进行手术治疗。

四、护理措施

1. 一般护理

(1)发热的护理:患者卧床休息,多饮水。必要时给予物理降温或小剂量解热镇痛药,注意室内通风,保持衣服、被单干燥,及时更换。

(2)咳嗽、咳痰:适当给予止咳祛痰药(如复方甘草合剂等),喉痒时可用局部蒸汽湿化呼吸道,减轻咳嗽。

(3)咯血:小量咯血患者注意休息、保持安静、消除紧张情绪,必要时可给小剂量镇静药(如地西泮等),禁用吗啡;咯血较多时应采取患侧卧位,指导患者轻轻将气管内存留的积血咳出,保持呼吸道通畅。

2. 雾化吸入治疗的护理

(1)做好思想解释工作:首先要解除患者对雾化吸入的紧张、恐慌心理,尤其对初次接受雾化吸入治疗的患者。护理人员应详细介绍雾化吸入的重要意义,向患者介绍所用的药物名称及作用,并告知雾化吸入器的使用方法,使患者积极配合治疗和护理。

(2)严密观察患者的反应:在雾化吸入过程中应严密观察,一旦患者出现刺激性咳嗽、憋气、面色青紫、心率加快等症状,应立即停止吸入,待患者休息 10~15min 后,情况允许者可再次吸入,直到药液吸完。

(3)气雾量的调节:干稠分泌物具有吸水性质,当吸湿后会膨胀,使原来部分堵塞的气管完全被堵塞,故对此类患者气雾量不宜过大。一般情况下,根据患者的耐受程度,气雾的量应由小到大,直到患者感到能够耐受为止。

(4)保持呼吸道通畅:每次吸入完毕要辅助拍背。拍背时以手掌叩击患者背部,由下而上,由外向内,根据情况叩击 3~5min。震动是以手力在患者胸背部轻快地来回滚动、按摩、震颤,促使细小气管的分泌物受震颤而液化,流入大中支气管排出。部分患者呼吸道分泌物较多且黏稠,痰液易潴留、结痂,造成呼吸道堵塞,此时应备好吸痰器,防止窒息发生。

(5)严格执行消毒隔离制度:做到一人一管一喷嘴管,每次使用后把雾化缸内的水倒净,用 500mg/L 含氯消毒剂对雾化缸与供雾软管进行浸泡 30min。然后用冷蒸馏水冲洗干净晾干。保持病房空气的清洁度和新鲜度,可有效减少院内感染。

3. 气管镜介入局部治疗的护理

(1)术前准备

①严格掌握支气管镜治疗的适应证和禁忌证:有大咯血、严重心脏病、肺功能严重减退、凝血机制异常、体弱不能耐受者慎做。

②物品准备:急救药品、器械、物品的准备。

③术前心理疏导:护士向患者及家属介绍治疗的目的、方法、要领及注意事项,让患者了解气管镜介入治疗的方法及有效性,消除患者紧张及恐惧心理,鼓励患者,以最佳的心态接受并配合治疗。

④患者准备:嘱患者检查前禁食、禁水 4~6h,以免检查时呕吐物进入气管引起窒息。

(2)术中配合

①术前给药:术前 15min 以 2% 利多卡因咽喉部及鼻腔内喷雾麻醉,并嘱患者深吸气,使药物充分进入呼吸道,待完全麻醉后方可进镜。

②术中观察:术中严密监测患者呼吸、心率、心律、血压、血氧饱和度、面色及意识等变化,发现异常及时报告医师处理。术中给予患者安慰及支持,如有分泌物或出血及时吸引,保持呼吸道通畅。

(3)术后护理

①检查后的患者,特别是组织活检者,应嘱其患侧卧位,避免用力咳嗽,以防出血。

②术后患者休息 30min,观察有无并发症发生,如喉、气管、支气管痉挛、呼吸抑制、缺氧、

麻醉药过敏或中毒、出血、气胸等,发现异常及时对症处理。如鼻腔有少量出血属气管镜刺激鼻黏膜所致,轻微胸痛、咳嗽、痰中带血嘱患者不要紧张,属于治疗后的正常反应。

③术后嘱患者 2～3h 禁食、禁水,防止发生吸入性肺炎。

(4)心理护理:支气管内膜结核患者治疗时间长,应多与患者沟通,讲解支气管内膜结核的治疗护理过程及成功治疗案例,树立战胜疾病的信心,积极配合治疗和护理。

五、出院指导

1. 按时服药,不可自行停药,以免治疗中断疾病再度复发。同时注意观察用药后的不良反应,定期门诊复查。

2. 保持房间温湿度适宜、空气流通、光线充足,避免到人员聚集、通风不良的公共场所。

3. 出院后注意休息,避免过度劳累,活动量以不感到疲劳为宜,保持身心愉快,增强身体抵抗力,预防感冒。

4. 各种营养素齐全与适当,高蛋白、高维生素和矿物质饮食,并注意补充适量的钙质,应多食用肉类、蛋类、奶类、豆制品、新鲜的水果蔬菜等。忌烟、酒。

5. 养成个人良好的卫生习惯,指导患者做好家庭消毒隔离,用餐提倡分餐制,对家庭有关人员积极做好预防。

6. 雾化吸入治疗的患者用药时间长,应教会患者雾化吸入器的正确使用方法、注意事项、故障的处理等。

7. 定期气管镜复查,追踪时间至少 1 年。

第四节　淋巴结结核护理常规

淋巴结结核中医称为"瘰疬",多见于儿童和青年人。结核杆菌大多经扁桃体、龋齿侵入,少数继发于肺或支气管的结核病变。但只有在人体抗病能力低下时,才能发病。病程常为1～3 个月或更长。呈多颗淋巴结肿大、散在性、可推动。随疾病发展可融合成团块、固定、不能推动,最后干酪样坏死,形成寒性脓肿,破溃后形成慢性窦道。胸部 X 线片可能显示结核病灶。

一、病因

引发淋巴结结核细菌为结核菌。结核菌沿淋巴管侵入淋巴结导致淋巴结结核。但并不是每个人遇到结核菌感染都会发生淋巴结炎,只有在人体抵抗力下降时,才容易发生本病。

二、临床表现

1. 早期　淋巴结结核如指头大小,一枚或数枚不等,皮色不变,按之坚实,推之能动,无痛。

2. 中期　病变淋巴结的体积逐渐增大,与周围组织粘连而活动逐渐减少。有的肿块之间互相融合成串成块,推之不动,渐感疼痛。如皮色渐转暗红,按之微热及微有波动者,为内脓已成。伴有低热、盗汗、厌食、烦躁、疲劳等。

3. 晚期　淋巴结结核部分脓肿自行溃破,流出干酪样稀薄脓液,夹有败絮样物。创口呈潜行性(空壳),四周紫暗,此愈彼溃,形成窦道,经久不愈。淋巴结结核窦道可以有多个支道,伸向各个方向,有的深达几厘米,此型在临床上也称为破溃型。全身伴有潮热、咳嗽、盗汗、精神倦怠、头晕、失眠、腹胀、便溏、消瘦、纳差等。

三、治疗原则

1. 一般治疗　加强营养,增强体质。
2. 抗结核治疗　常用药物有链霉素、异烟肼、利福平、吡嗪酰胺等。
3. 局部治疗　已形成脓肿或瘘管者,可通过局部抽脓,冲洗,再注入抗结核药物。
4. 手术切除　对少数较大的孤立性淋巴结可采取手术切除。
5. 中医治疗　活血散瘀的中药。
6. 其他　免疫疗法、超声导药治疗。

四、护理措施

1. 心理护理　淋巴结结核病程长、用药种类多、疗效慢,且淋巴结破溃后具有传染性,患者精神压力大,常产生焦虑、悲观、恐惧等一系列情绪反应。护士必须安慰患者,做好心理护理,介绍结核病知识,并告诉患者坚持早期、规律、联合、适量、全程用药,可避免耐药菌株产生,确保疗效,消除患者不良的心理因素,积极配合治疗和护理,树立战胜疾病的信心。

2. 病情观察　注意观察患者体温的变化,体温高达 38.5℃ 以上时,可给予温水浴并嘱患者多饮水,注意卧床休息。对软化淋巴结定期给予穿刺排脓及局部抗结核治疗,对破溃流脓处每日给予消毒及换药。

3. 药物不良反应的观察　抗结核药物疗程长,并采用联合用药,治疗过程中易发生不良反应,如肝损害、周围神经炎、听神经损害等。要随时观察患者有无厌油、恶心、食欲缺乏、耳鸣、耳聋等症状,每月复查肝功能、肾功能、血常规、尿酸等。

4. 消毒隔离　室内每日用紫外线早晚各照射 1h,被褥、书籍放在日光下暴晒,被单、毛巾、衣服等可在煮沸消毒后洗涤。换药敷料、脓液焚烧处理。

5. 饮食护理　结核病是一种慢性消耗性疾病,因此向患者讲解营养对恢复健康的重要意义,给予高热能、高蛋白、高维生素的食物,以增强抵抗力,促进机体修复能力,使病灶愈合。

五、出院指导

门诊随诊,预防感冒,加强营养,增强体质;继续全身、局部给予抗结核治疗,定期复查。

第五节　结核性胸膜炎护理常规

结核性胸膜炎是结核菌由近胸膜的原发病灶直接侵入胸膜,或经淋巴管血行播散至胸膜而引起的胸膜炎症及变态反应。临床主要表现为发热、咳嗽伴患侧胸痛、气急等。常见于青少年。临床上常分为干性胸膜炎、渗出性胸膜炎、结核性脓胸(少见)三种类型。结核性干性胸膜炎、结核性渗出性胸膜炎是一种疾病的两个阶段,前者病程短暂,而后者临床表现和病理过程较为鲜明,因而前者的临床表现常常被后者掩盖,故临床上常将结核性干性胸膜炎和结核性渗出性胸膜炎统称为结核性胸膜炎。而结核性脓胸是结核杆菌或干酪性物质进入胸腔引起的胸腔特异性化脓性炎症。

一、病因

结核菌从原发复合征的肺门及纵隔淋巴结经淋巴管反流到达胸膜腔。血行播散或邻近胸膜的结核病灶直接破溃使结核菌及其代谢产物直接进入胸膜腔,引起胸膜炎症。当机体处于高度变态反应状态,结核菌及其代谢产物侵入胸膜,则引起渗出性胸膜炎。当机体对结核菌过敏反应较低,则只形成局限性纤维素性胸膜炎(即干性胸膜炎)。少数患者由干性胸膜炎进展为渗出性胸膜炎,胸膜炎症早期先有胸膜充血、水肿和白细胞浸润占优势,随后淋巴细胞转为多数,胸膜内皮细胞脱落,其表面有纤维蛋白渗出,继而浆液渗出,形成胸腔积液,胸膜常有结核性结节形成。

二、临床表现

1. 症状 起病可急可缓,多较急骤。全身中毒症状有中度和高度发热、盗汗、乏力、全身不适等。局部症状可有胸痛、干咳,大量胸腔积液时可有气急、胸闷、端坐呼吸及发绀。胸痛往往呈尖锐的针刺样疼痛,深吸气和咳嗽时加重,疼痛的范围视炎症累及的部位而定。随着胸腔积液逐渐增多,胸痛随之消失而呼吸困难日渐明显。

2. 体征 干性胸膜炎可有胸膜摩擦音、湿性胸膜炎积液量少或叶间积液可无体征。积液量多时可见患侧胸廓饱满、呼吸运动减弱,气管及心脏向健侧移位,患侧语颤减弱,叩诊呈浊音或实音,呼吸音减弱或消失。

三、辅助检查

1. 实验室检查 白细胞总数正常或偏高,血沉增快;结核性胸膜炎的胸腔积液为渗出液,外观为草黄色,透明或微浑,易凝,少数呈黄色、浅红色;胸腔积液涂片抗酸染色找结核分枝杆菌阳性率较低。

2. 影像学诊断 干性胸膜炎一般无 X 线改变,渗出性胸膜炎依积液量大小而异,小量积液时仅见肋膈角变钝,中等量积液时可见密度均匀一致阴影,大量积液时患侧全侧为致密阴影,纵隔向健侧移位;CT 扫描分辨率较高,积液量 15～20ml 即可检测出,而胸腔积液量至少250ml 以上时 X 线胸片方能检出;B 超检查设备简单,可移动,重症患者可在床边操作,诊断率高,能查出 100ml 以下的胸腔积液,可了解积液范围并可为胸腔穿刺定位。

四、治疗原则

原则:抗结核治疗、减轻全身及胸膜反应,中等量以上积液应积极抽液,以减轻中毒症状,解除对肺及心血管的压迫使肺复张,纵隔复位,抽出胸腔积液防止和减轻胸膜粘连,保护肺功能。

1. 休息 急性期应卧床休息,加强营养。

2. 药物治疗 抗结核药物治疗。

3. 激素治疗 应用糖皮质激素有抗炎、抗过敏、降低机体敏感性、减少胸液渗出、促进吸收、防止胸膜粘连和减轻中毒症状等作用。

4. 胸腔穿刺抽液 每周抽液 2～3 次,直到积液甚少、不易抽出为止,每次抽液不得过多、过速,第一次不超过 600ml,以后每次不超过 1000ml,抽液后可于胸腔内注入抗结核药物和激素治疗。

5.对症治疗　胸痛患者,协助患者采取舒适卧位,采取放松疗法,如缓慢深呼吸,全身肌肉放松,听音乐等分散其注意力,以减轻疼痛;患者呼吸困难明显者,应予以舒适体位,如抬高床头、半坐位或端坐位等,卧床时患者应取患侧卧位。

6.外科治疗　严重的胸腹增厚和包裹性积液可做胸膜剥脱术。

五、护理措施

1.对症护理

(1)发热:做好体温监测,并嘱患者多饮水,以加速致热原的排出;必要时采用物理降温法。

(2)气促、呼吸困难:应卧床休息,减少活动,取半卧位。

(3)胸腔穿刺抽液

①操作前做好患者心理护理,协助患者摆好体位,多取坐位,面向椅背双手交叉抱臂,置于椅背枕臂上,使肋间隙增宽,并让患者舒适。重症患者可取半卧位,两上臂枕于头下。

②操作中患者应避免咳嗽、转动或深呼吸,必要时可事先给予可待因,如患者坚持不住可打手势,以免针头划伤肺部造成气胸。抽吸过程中观察吸出液的色泽、性状及量。

③备好抢救物品,在抽液过程中注意观察有无"胸膜反应",如有头晕、冷汗、心悸、面色苍白、脉细等,应立即停止抽液,使患者平卧,吸氧,必要时皮下注射 0.1％肾上腺素 0.5ml,密切观察病情,注意血压变化,防止休克。

④抽完胸腔积液后,嘱患者卧床休息,避免过度劳累。

2.饮食护理　宜高蛋白质、高维生素、易消化饮食。

3.心理护理　结核性胸膜炎病程长、用药种类多、疗效慢,患者因此精神压力大,常产生焦虑、悲观、恐惧等一系列情绪反应。护士必须安慰患者,做好心理护理,介绍结核病知识,并告诉患者坚持早期、规律、联合、适量、全程用药,可避免耐药菌株产生,确保疗效,消除患者不良的心理因素,积极配合治疗护理,树立战胜疾病的信心。

4.治疗后期的护理　协助患者做深呼吸运动,每日 2 次,每次 10min。增加肺的通气、换气功能,使胸膜粘连的程度降至最低,并应循序渐进地进行体育锻炼,以提高机体耐寒及抗病能力。

六、出院指导

1.活动与休息

(1)出院后应注意休息,避免过度劳累,活动量以不感到疲劳为宜,如散步、做操、打太极拳等均可。

(2)养成良好的睡眠习惯,睡前进行放松训练,防止睡眠规律紊乱,每日睡眠不少于 8h。

2.正确用药

(1)结核病的化疗原则为"早期、规律、全程、适量、联合",请严格按医师规定的时间、给药途径、方法用药。

(2)抗结核药物用药后可能会有不同程度的不良反应,如肝损害、周围神经炎、第Ⅷ对脑神经损害、胃肠道反应等。服用此类药物应于饭后半小时为宜,以免药物对胃黏膜的刺激。若患者出现恶心、食欲降低、耳鸣、四肢麻木等异常反应请及时就诊。

3. 饮食与营养

(1)结核病是一种慢性消耗性疾病,食疗在结核病治疗过程中起着很重要的作用,所以要养成良好的饮食习惯,加强营养的摄入,饮食宜高热能、高蛋白(尤其是优质蛋白)、富含维生素及矿物质的食物,并注意补充适量的钙质,应多食用肉类、蛋类、奶类、豆制品、新鲜的蔬菜水果等。

(2)进餐时,室内要整洁、空气要清新;食物的调制要注意色、香、味;避免辛辣等刺激性调制品;发热患者可食细软、易消化的半流食;忌烟、酒;用餐提倡分餐制。

4. 自我保健

(1)疾病恢复期应学会自我调节,保持心理健康,多听轻松愉快的音乐,适当地参加社会活动,阅读有关疾病的杂志、书籍,增加自我保健知识。

(2)患者康复出院后,应听从医师的指导,定期复查。若有不适,应引起重视,及时就诊。

第六节 结核性脑膜炎护理常规

结核性脑膜炎(简称结脑)是神经系统结核病最常见的类型。是由结核杆菌侵入蛛网膜下隙引起软脑膜、蛛网膜,进而累及脑血管及部分脑实质病变的疾病。

结核性脑膜炎在我国仍为常见病。由于病变所在部位及病理变化,致使结核性脑膜炎死亡率高、致残率高,是严重的结核病之一。

一、病因

主要是机体免疫力低下时,体内潜伏的结核病灶或者结核杆菌通过血行感染到脑膜,常见的结核病灶包含肺结核、骨结核、肠结核及结核性腹膜炎、胸膜炎等。此外,脑附近组织,如中耳、乳突、颈椎、颅骨等结核病灶,亦可直接蔓延,侵犯脑膜,但较为少见。

二、临床表现

1. 典型临床表现

(1)早期症状:早期即前驱期,一般见于起病的1~2周,多表现为一般结核的中毒症状,如发热、食欲减退、消瘦、精神差。由于头痛及脑膜刺激征不明显,容易造成早期诊断困难。

(2)中期症状:中期即脑膜刺激期,1~2周,表现为头痛、呕吐、颈强直,此期可出现颅压增高、脑实质受损、脊髓受损及自主神经功能障碍。

(3)晚期症状:晚期即昏迷期,1~3周,以上症状加重,患者意识障碍加深,进入昏迷,临床表现频繁抽搐、弛张性高热、呼吸不规律、大脑或上皮质强直,可出现脑疝危象,多因呼吸和循环中枢麻痹而死亡。

2. 非典型结核性脑膜炎

(1)因中耳、乳突结核扩散所致者往往以发热、耳痛、呕吐起病,易误诊为急性中耳炎,出现脑膜刺激征时误以为中耳炎合并化脓。

(2)6个月以下的婴儿,全身血行播散性结核时,可发生结核性脑膜炎,发热及肝、脾、淋巴结增大,可伴有皮疹,但X线胸片可见粟粒型肺结核。

三、治疗原则

1. **一般治疗** 早期患者应住院支持治疗,支持治疗包括卧床休息,给予高热能、易消化饮食,定期消毒、通风,重视口腔护理,以防继发二重感染;对于意识不清者,协助其翻身、叩背。

2. **抗结核治疗**

(1)主张疾病早期应用抗结核药物,使用原则以杀菌药为主,抑菌药物为辅。

(2)早期严格规范抗结核治疗,目前公认的核心抗结核药物为异烟肼、利福平、吡嗪酰胺。第四种药物选择,临床医师青睐乙胺丁醇,其次链霉素及氟喹诺酮类药物。

(3)对于抗结核治疗的疗程,一般为 12～18 个月。其中强化期 3 个月 HREZ,巩固期＞9 个月的 HRE。

3. **肾上腺皮质激素的应用** 激素具有强大的抗炎功效,抑制炎性渗出物的大量分泌,缓解炎性渗出物对脑实质的损害,显著减少脑梗死、脑神经受累等并发症的出现,因而被应用于辅助治疗。

4. **对症支持治疗**

(1)颅内压增高 20％甘露醇 250ml 快速静脉滴注,必要时 4～6h 一次。

(2)必要时脑室穿刺引流,每日不超过 200ml,持续 2～3 周。

5. **鞘内用药** 对晚期严重者,脑压高、脑积水严重、椎管有阻塞及脑脊液持续降低或蛋白持续增高者,可考虑应用鞘内注射,注药前,宜放出与药液等量脑脊液。

6. **侧脑室引流** 结核性脑膜炎是结核病的严重并发症之一,尤其是脑室积水及脑水肿时,导致持续性颅内压升高引发脑疝及脑神经功能紊乱,侧脑室引流是急救治疗此病症最有效的方法。

四、护理措施

1. **密切观察病情变化**

(1)卧床休息,保持病室清洁、安静,室内光线宜暗,绝对保持患者情绪稳定,勿过于激动,减少探视,将操作集中,避免经常打扰患者。

(2)严密监测患者意识、瞳孔、生命体征的变化,加强头痛、呕吐、肢体活动和癫痫发作等症状的观察。

(3)注意水、电解质的异常,适当限制水分的摄入,严密记录出入量。

2. **头痛护理**

(1)询问患者头痛的性质、程度、部位、持续时间及频率,向患者及家属解释头痛发生的原因,让患者心情放松,减轻因头痛引起的负面情绪。

(2)嘱患者深呼吸,听轻音乐等,以转移患者的注意力,减轻疼痛。避免屏气、剧烈咳嗽、便秘、尿潴留、气道堵塞等导致颅内压增加的诱因,预防脑疝的发生。

3. **高热的护理** 结核性脑膜炎患者往往由于中枢神经的失调致体温突然升高,有时可达 40℃,容易造成对患者脑细胞的损伤。因此,在体温突然升高时应给予物理降温,可放置冰袋冷敷,特别要注意防止冻伤保护头部。

4. **腰穿的护理**

(1)对急性脑积水或慢性脑积水急性发作者,用药物降颅压无效,配合医师进行腰椎穿刺,脑压颇高时腰椎穿刺应在应用脱水药半小时后进行。

(2)腰穿后去枕平卧 4~6h,以防脑疝发生。

5. 侧脑室引流术后护理

(1)在搬运过程中避免牵拉引流管。引流瓶固定于床旁侧架上,外接引流装置最高点距离脑室穿刺点 15~20cm,连接处覆盖无菌纱布。

(2)观察患者生命体征的变化,观察引流的颜色、量、性状,记录 24 h 总的引流量。

6. 用药护理 遵医嘱使用降颅压药物治疗。临床常用降颅压药物有甘露醇,快速输注,可有效降低颅内压,不良反应是输注过程中常出现寒战、发热、过敏,静脉炎,药物外渗可导致皮下组织水肿,皮肤坏死,严密观察患者穿刺处的皮肤和用药后不良反应,及时对症处理。

7. 皮肤及黏膜护理

(1)保持皮肤清洁、干燥,定时翻身,给予受压皮肤贴压疮贴,防止压疮,做好生活护理,满足患者的日常生活需要。

(2)结核性脑膜炎患者由于应用多种抗生素、激素,加之昏迷、高热、抵抗力下降、唾液分泌少等因素,易并发口腔菌感染,因而口腔护理尤为重要,每日用盐水棉球擦洗口腔,早晚各 1 次。在做口腔护理时还要观察舌苔的颜色、性质、口腔黏膜有无损伤、炎症和肿胀等。

8. 饮食护理

(1)保证每日的入量,维持足够营养,给高热能、清淡、易消化的食物。

(2)不能进食者可给予鼻饲饮食,向患者解释加强营养的重要性,观察患者营养状况的改善及进食情况。

9. 心理护理 结核性脑膜炎病情重、病程长、预后差,疾病和治疗给患者带来极大痛苦。医护人员对患者应语言温柔、护理轻柔,为其生活提供全面照顾。

五、出院指导

1. 用药指导 嘱患者依据医师制订的化疗方案,适量、联合、规律全程用药,根据具体情况定期复查,学会观察药物不良反应。

2. 消毒、隔离 避免继续与开放性结核患者接触,以防重复感染。

3. 饮食指导 加强饮食营养,尤其是高蛋白、高热能、多维生素、多膳食纤维的综合性营养,必要时协助患者及家属制订合理科学的饮食食谱。不能自主进食者,静脉或胃管供给充足的营养。

4. 生活指导 为患者制定良好的生活制度,保证休息时间,适当地进行户外活动。肢体有障碍者,协助并制定阶段性肢体锻炼计划。

5. 复查指导 指导患者定期复查,并定期与患者沟通,观察治疗效果,并制订下一步治疗计划。

6. 心理指导 指导家属学会与患者沟通,态度柔和,了解患者需求,帮助其解决问题,缓解患者的焦虑。

第七节 结核性腹膜炎护理常规

结核性腹膜炎是由结核杆菌引起的慢性、弥漫性腹膜感染,以儿童、青壮年多见。女略多于男性,为(1.2～2.0):1。结核分枝杆菌侵犯腹膜的途径有直接蔓延,淋巴、血行播散感染,直接侵入。临床主要表现为倦怠、发热、腹痛与腹胀等,可引起肠梗阻、肠穿孔和形成瘘管。根据病理特点可分为渗出型(腹水型)、粘连型、干酪型和混合型。

一、病因

1. 腹腔病灶蔓延　如肠结核、肠系膜淋巴结核或盆腔结核的活动病灶,直接蔓延到腹膜。

2. 血行感染　粟粒型肺结核和肺结核可经血行播散到腹膜;肺部原发复合征引起的血行播散,可在腹膜形成潜在的病灶,在机体抵抗力低下时,可发生结核性腹膜炎。

二、临床表现

结核性腹膜炎的临床表现随原发病灶、感染途径、病理类型及机体反应性的不同而异,本病的起病缓急不一。多数起病较缓,但急性发病者亦为数不鲜。起病时,主要症状为倦怠、发热、腹胀和腹痛,亦有畏寒、高热骤然起病者。轻型病例开始呈隐敝状态。

1. 全身表现　发热与盗汗最为常见,占 67%～95%,热型以低热与中等热居多,盗汗严重,后期有贫血、消瘦、水肿、舌炎、口角炎及维生素 A 缺乏症等营养不良的表现。在育龄妇女中,停经不孕者较常见。

2. 腹痛　约有 2/3 的患者可出现不同程度的腹痛,多为持续性隐痛或钝痛,疼痛多位于脐周、下腹,有时在全腹部。

3. 腹胀与腹水　多数患者有腹胀感,可因结核病中毒症状或腹膜炎伴有的肠功能紊乱引起。约有 1/3 患者可出现腹水。

4. 腹壁柔韧感　柔韧感是由于腹膜受到轻度刺激或慢性炎症所造成的。有 50% 的结核性腹膜炎可出现腹壁柔韧感,即揉面感,是结核性腹膜炎的特殊性体征。

5. 腹部肿块　粘连型及干酪型患者的腹部常可触及肿块,多位于中下腹部。

6. 其他　部分患者可出现腹泻。直肠指检在直肠膀胱陷凹处可有结节状物。其他部位结核及并发症的相应表现。

三、辅助检查评估

1. 影像学检查　X 线钡剂检查可发现腹腔结核征象,可见小肠分布扩张、胀气、活动减退,粘连形成时则肠管固定,有相互压迫牵扯表现,其排列成梳子状。同时表现腹膜增厚,甚至发现肠粘连、肠梗阻;CT 和 MRI 检查对结核性腹膜炎有较高的诊断价值。

2. 实验室检查　血常规常见轻度或中度贫血,白细胞多在正常范围;腹水检查为渗出液,呈草黄色,少数患者为血性、乳糜性或胆固醇性。

四、治疗原则

治疗原则在于坚持早期、联合、适量、规则及全程抗结核化疗,以达到早日康复,避免复发与并发症的目的。治疗中应注意休息与营养,作为重要的辅助措施,以调整全身情况,增强抗病能力。

1. 综合治疗　结核性腹膜炎病应进行全身综合治疗,给予高热能、高蛋白、高维生素饮食。胃肠道症状明显或有肠梗阻影响进食时,应给予流质、半流质或胃肠外高营养,并注意纠正水和电解质失衡。营养不良、消瘦患者,可适当增加水解蛋白、复方氨基酸等以增加机体能量。若伴有腹腔内混合其他细菌感染时,应酌情给予抗生素治疗等。

2. 药物治疗

(1)理想的抗结核药物应具备杀菌或较强的抑菌作用,在体内可达到有效的抑菌浓度,在治疗前最好能对所分离的结核杆菌进行药物敏感试验,可进一步提高疗效。结核性腹膜炎的治疗通常需采用至少2种以上药物联合方案进行。

(2)激素治疗:在抗结核治疗中加用激素可减轻中毒症状。激素能降低毛细血管壁和细胞膜的通透性,减少炎性渗出和反应,并可减轻腹腔内纤维化或肠粘连的形成。因此,结核中毒症状严重或腹腔内有大量渗出液的患者,在采用抗结核强化治疗的同时可加用激素治疗。

3. 手术治疗　少数结核性腹膜炎患者虽经抗结核药物治疗后,其伴发的肠梗阻、肠穿孔、肠瘘、粘连及干酪样坏死病灶等未见好转,可考虑剖腹探查,并进行相应的手术治疗。

五、护理措施

1. 活动与休息

(1)为患者提供安静、舒适的环境,以保证充足的睡眠。

(2)高热或有明显结核中毒症状者,应卧床休息,减少活动,以保存体力。

2. 饮食护理

(1)结核性腹膜炎系一种慢性消耗性疾病,又因患者食欲缺乏,后期常出现营养不良,应鼓励患者尽量进食,给予高热能、高蛋白、高维生素、易消化、刺激小的少渣饮食,如牛奶、豆浆、豆腐、鱼、素肉、甲鱼、鳝鱼、蔬菜、水果等,必要时可少量多次进食。

(2)协助患者于晨起、餐后睡前漱口,加强口腔护理。口唇干燥者,涂液状石蜡油保护。积极治疗和预防口角炎、舌炎及口腔溃疡。

(3)进食困难者遵医嘱静脉补充高营养,如氨基酸、脂肪乳剂、白蛋白等。

3. 症状护理

(1)体温过高:应根据具体情况选择适宜的降温方式,如温水浴、乙醇擦浴、冰敷、冰盐水灌肠及药物降温等。出汗较多时,及时更换衣服、被褥、注意保暖,并协助患者翻身,注意皮肤和口腔的清洁与护理。高热患者,出汗较多而进食少者遵医嘱补充热能、水分及电解质。

(2)腹痛:观察疼痛的部位、性质及持续时间。耐心听取患者对疼痛的主诉,并表示关心和理解。提供安静、舒适的环境,保证充足的睡眠,减轻疼痛。教会患者放松技巧,如深呼吸、全身肌肉放松、自我催眠等。教会患者分散注意力,如与人交谈、听音乐、看书报等。适当给予解痉药,如阿托品、东莨菪碱等。

(3)腹泻:观察粪便的次数、量、颜色、形状与性质。腹泻严重者暂予禁食,并观察有无脱水征,遵医嘱补液,给予止泻药等。排便频繁者,每次便后宜用软纸擦肛门,并用温水清洗干净,以防肛周皮肤黏膜破溃、糜烂。

(4)腹水:大量腹水者取半卧位,使膈肌下降,减轻呼吸困难。限制钠盐的摄入,每日3～5g。严格限制液体的进入量,每日1000ml左右。遵医嘱给予利尿药,注意观察有无低钾的症状,如四肢发软、腹胀等。遵医嘱给予全身抗结核药物治疗或腹腔内注药;注意观察药物对肝的损害,如皮肤或巩膜黄染、厌油、食欲减退等。遵医嘱放腹水,注意每次放腹水不宜过多,并观察患者的一般情况,如面色、血压、脉搏等。

4. 心理护理　不少结核性腹膜炎患者经济条件不理想,生活卫生条件较差;同时由于疗程长,患者长期住院影响工作,使经济收入减少,家庭生活受到影响。部分患者因病情反复发作,多次住院,对治疗失去信心,容易产生焦虑恐惧、消极悲观心理,我们要鼓励患者倾诉内心感受,针对心理问题实施有效的感情支持。如因住院造成经济拮据者,一方面需要争取亲友、单位,甚至社会的配合和支持,同时创建宽松的心理环境。护士以亲切的语言、理解的心情、精湛的技术使患者产生信任、安全感,达到调整心理的作用。对反复住院的患者,帮助其寻找治疗失败的原因,并帮助其纠正错误的认识,配合治疗。

六、出院指导

1. 要有长期治疗的思想准备,坚持全程、合理用药,不能任意停药、减药。

2. 做好病情及药物不良反应的观察,定期门诊复查。

3. 嘱咐家属为患者制订良好的生活制度,保证休息时间,保持乐观的情绪,适当地进行户外活动。

4. 避免继续与开放性结核患者接触,以防重复感染。积极预防和治疗各种急性传染病,防止疾病复发。

5. 保持室内空气流通,安静,舒适。

6. 注意饮食,供给充足的营养,多吃营养丰富,易消化,刺激小及少渣的食物,注重清淡。味道爽口、新鲜蔬菜可以供给多种维生素和无机盐,黄豆制品含优质蛋白,还可适当增添少量瘦肉等富含蛋白质的食物。菜肴要避免过咸,尽量以蒸煮为主,不要油炸煎烩。

第八节　泌尿系结核的护理常规

泌尿系统是肺外结核最为好发的部位之一。1996-1999 年,上海市肺外结核病例中,泌尿系结核仅次于周围淋巴结结核(38.3%)和骨、关节结核(19.9%),占所有肺外结核病例数的12.9%。随着全球结核病疫情的反弹,近年泌尿系结核的发病也有所回升,但是相当一部分泌尿外科医师似乎并没有对此引起高度重视,对泌尿系结核病疫情的变化不了解,对泌尿系结核的发病特点认识不足,常导致误诊、漏诊;近年来,不典型肾结核、输尿管结核病例显著增多,这也是患者首次确诊困难的客观原因。

泌尿生殖系统结核是结核杆菌感染后引起的泌尿生殖系统症状,是全身结核病的一部分,其中最主要是肾结核(renal tuberculosis)。肾结核是由结核杆菌引起的慢性、进行性、破坏性病变,肾结核绝大多数起源于肺结核,少数继发于骨、关节结核或消化道结核。如肾结核未及时得到治疗,可引起男性生殖系统结核。由于泌尿系统结核在肺结核发生或愈合后 3~10 年或更长时间才出现症状,所以肾结核多见于 20-40 岁的青、壮年,男性多于女性。临床治疗时常选择手术切除的治疗方式,主要适用于单侧肾遭结核杆菌破坏已丧失功能,单侧无功能的结核肾已出现钙化及合并出现高血压或大出血难以控制的患者。

一、病因

肾结核 90%均为原发感染结核菌经血行抵达肾,只有少数是因进行性原发感染或肺及体内其他部位的原发感染扩散所引起。

1. 结核杆菌抵达肾后,随尿流下行可播散到输尿管、膀胱、尿道致病;还可通过前列腺导管、射精管进入生殖系统或经血行直接播散引起男性生殖系统结核。

2. 结核杆菌经血行侵入双侧肾皮质的肾小球周围毛细血管丛,形成多发性微小结核病灶。

3. 当患者身体免疫能力较好可全部自行愈合,不出现临床症状,亦不引起影像学改变,但可在尿中检出结核杆菌,称之为病理肾结核。但当患者身体免疫能力低下,结核病灶逐渐扩大,通过肾小管达到肾盏、肾盂,发生结核性肾盂肾炎,出现临床症状及影像学改变,称之为临床肾结核。绝大多数为单侧病变。

二、病理

肾结核病变的早期主要在肾皮质内,当病灶侵入肾髓质后病变不能自愈,进行性发展累及全肾。少数患者全肾广泛钙化后输尿管完全闭塞,致使含有结核杆菌的尿液不能流入膀胱,膀胱继发性结核病变好转甚至愈合,膀胱刺激症状也随之缓解甚至消失,尿液检查趋于正常,称之为"肾自截",此时病灶仍有活动的结核杆菌。输尿管结核表现为黏膜、黏膜下层结核结节、溃疡、肉芽肿和纤维化,病变是多发性的。病变修复后管壁纤维化增粗变硬,管腔呈节段性狭窄,尿流下行受阻,引起肾积水,甚至成为结核性脓肾,肾功能完全丧失。输尿管狭窄以输尿管膀胱连接部最多见,其次为肾盂输尿管连接处。膀胱结核在病变愈合后广泛纤维化和瘢痕收缩,使膀胱壁失去伸张能力,容量显著减少,不足 50ml,称之为膀胱挛缩。膀胱结核病变使健侧输尿管狭窄或"闭合不全",导致尿液梗阻或反流,引起对侧肾积水。膀胱挛缩和对侧肾积水是肾结核常见的晚期并发症。

尿道结核主要发生于男性,常为前列腺精囊结核形成空洞破坏后尿道所致,少数为膀胱结核蔓延引起。病理改变主要是结核性溃疡、纤维化导致尿道狭窄、排尿困难,肾功能受损。

三、临床表现

肾结核早期无任何临床症状,只在尿检查时发现有异常。

1. 尿频、尿急、尿痛 是肾结核的典型症状之一,尿频往往是患者就诊的主诉。起初是由结核杆菌及脓尿刺激膀胱黏膜引起,当引起结核性膀胱炎时可伴有尿急和尿痛。晚期由于膀胱挛缩,尿频则更加明显,每日排尿可达十余次,有时甚至出现尿失禁现象。

2. 血尿 是肾结核的重要症状。由于结核性膀胱炎和溃疡,排尿终末膀胱收缩出血,因此常为终末血尿。当病灶侵及血管也可出现全程肉眼血尿,但较少见。

3. 脓尿 是肾结核的常见症状。肾结核患者均有不同程度的脓尿,严重者如洗米水样,内含有干酪样碎屑或絮状物,是病肾排泄干酪样物质引起,显微镜下可见大量脓细胞。

4. 腰痛和肿块 肾结核一般无明显腰痛,但当病变破坏严重,发生结核性脓肾或继发肾周感染,或有干酪样物质堵塞输尿管时可引起腰痛或肾绞痛,当对侧发生巨大肾积水时可触及腰部肿块。

5. 男性生殖系统结核 肾结核男性患者中有 $50\%\sim70\%$ 合并生殖系统结核。临床上表现最明显的是附睾结核,可触及附睾不规则的硬块。

6. 全身症状 肾结核患者的全身症状不明显,晚期可有发热、盗汗、贫血、食欲缺乏、消瘦、血沉增快等典型结核症状。对侧肾积水进一步发展可出现慢性肾功能不全,表现为水肿、恶心、呕吐、少尿或无尿等。

四、辅助检查

1. 实验室检查

(1)尿常规:尿呈酸性,尿蛋白阳性,有较多红细胞和白细胞,尿普通培养为阴性。

(2)尿细菌学检查:留取 24h 尿液沉渣送检查抗酸杆菌,连续检查 3 天,最好 5 次,阳性率可达 50%～70%。检查前一周应停用所有抗结核药物及其他抗菌药以提高尿检的阳性率。尿结核杆菌培养阳性率可达 90%,但时间较长,需 4～8 周才出结果。

2. 影像学检查

(1)B超:简单易行,作为常规检查,可初步确定中晚期病例的病变部位。

(2)X 线检查:泌尿系统平片(KUB)及静脉尿路造影(IVU)作为常规检查,KUB 可见到病灶或钙化情况,IVU 还可以了解分侧肾功能。

(3)CT 和 MRI:在双侧肾结核或肾结核对侧肾积水,静脉尿路造影显影不良时,可做 CT 和 MRI。

3. 膀胱镜检查　可见膀胱黏膜充血、水肿、结核结节、结核性溃疡等病变,以膀胱三角区和病侧输尿管口周围最明显。当膀胱挛缩容量<50ml 或有急性膀胱炎时不宜做膀胱镜检查。

五、治疗

1. 治疗原则　泌尿系统结核是全身性疾病,因此在治疗中要注意局部治疗与全身治疗相结合才能取得较好的效果。全身治疗包括充足的营养、适当的休息、优美的环境、健康的心理及避免劳累等,根据患者的全身和局部情况选择药物与手术治疗。

2. 总体目标　是结核病病灶好转或治愈;营养改善,体重不再下降或增加至正常范围;主诉疼痛减轻或无痛;焦虑情绪减轻,对治疗有信心;能基本掌握抗结核药物治疗的常识,并能正确说出结核药物的不良反应及预防措施。

3. 药物治疗　适用于早期肾结核,在正确应用抗结核药物治疗后多可治愈。第一线抗结核药物链霉素、异烟肼、对氨基水杨酸三者联合用药,疗程需 2 年,患者常不能坚持全程规律用药。另有用利福平、异烟肼及吡嗪酰胺治疗泌尿生殖系结核,较第一线抗结核药疗程短、效果明显。术前进行抗结核治疗不应少于 2 周,向患者讲解坚持药物治疗的目的及重要性,建立患者的信心,增加患者治疗的依从性,保证药物的吸收和治疗的效果。指导患者最好在清晨空腹服药,若患者胃肠道反应较重,可在饭后 1h 服用或睡前服药同时喝牛奶,以增强患者的耐受。用药期间注意观察患者肝、肾功能及听神经损害情况,按照医嘱定期抽血复查肝、肾功能,经常询问患者有无听力下降、眩晕等感觉,如果出现应立即通知医师停药。

六、护理措施

1. 营养支持　提供高蛋白、高热能、高维生素饮食,摄取足够的水分,提高患者机体的抵抗能力。必要时遵医嘱给予人血白蛋白、血浆等静脉输入。

2. 疼痛护理　患者膀胱刺激症状较重,遵医嘱给予抗生素及抗结核药物治疗。手术患者术后 3 天内疼痛较明显,评估患者疼痛的部位、性质和程度,按医嘱及时给予镇痛药物,亦可应用患者自控镇痛(PCA)方法。麻醉刚醒的患者疼痛最明显,用药后镇痛效果不明显,护士应向患者及其家属讲明原因,取得患者的配合及家属的理解。

3. 心理护理 患病时间长,患者对治疗缺乏信心而产生焦虑情绪。此外,对手术安全性的担心,切除一侧肾后对未来生活质量的忧虑,都增加了患者的焦虑。护士应该向患者讲解手术治疗的必要性,说明一个肾是不会影响患者的正常生活,鼓励患者将心里的想法表达出来,对患者提出的问题及时予以答复,以增强患者治疗的信心。

4. 手术患者护理

(1)肾结核手术治疗原则:①无泌尿生殖系以外活动结核;②手术前后抗结核治疗;③术中尽量保存肾的正常组织。手术方式有保留肾组织的肾结核手术、肾切除术及晚期膀胱挛缩行肠膀胱扩大术或尿流改道术。

(2)肾结核患者行肾切除手术前护理方法

①协助患者做好术前检查:根据医嘱协助患者做好各项检查,了解患者心、肝、肾、肺等功能,以保证手术顺利进行。

②观察体温变化:监测患者体温,如出现中度发热可采取物理降温;若体温较高可通知医师采取药物降温等措施。

③心理护理:许多患者对于肾切除手术的治疗方式不了解,常因担心手术切除单侧肾会对泌尿生殖系统的正常功能带来影响而异常焦虑与紧张。因此,对泌尿生殖系统结核患者必须详细讲解手术治疗的意义,打消患者的疑虑,向患者介绍成功案例增加患者的信心,帮助患者克服负面情绪,消除其紧张与焦虑的心理。

④用药护理:在治疗前明确告知患者及其家属服用各类抗结核药物可能产生的不良反应,如服用药物异烟肼的不良反应为周围神经炎,严重时发生视神经炎可导致患者双目失明。临床研究表明,异烟肼的药物分子结构与维生素 B_6 类似,而维生素 B_6 缺乏是周围神经炎发生的相关因素,因此对结核患者需每日服用维生素 B_6 50~100 mg。此外,需注意异烟肼与利福平空腹服用时具有协同作用,产生红色的代谢产物,并非为血尿。药物吡嗪酰胺以肝损害为主要不良反应,服用后可导致转氨酶升高及黄疸,因此在服用吡嗪酰胺期间必须每周进行肝功能检查。药物链霉素可产生过敏反应,在注射前必须进行过敏试验,对过敏试验阳性的患者严禁使用链霉素。

通常情况下,患者注射链霉素后可出现轻微口唇麻木的现象,症状可逐渐缓解。但倘若患者出现眩晕现象时,必须立即停药,使症状逐渐消除;若停药不及时患者极有可能产生永久性失听或聋,后果十分严重。因此,临床使用链霉素时,每日限量 0.75~1.0 g,可分成 2 次注射,持续用药时间控制在 2 个月以内,对肾功能异常的患者需适当减少剂量。

⑤饮食护理:指导患者多摄取蛋白、热能及维生素含量较高且易于消化的食物,对体质较差的患者给予半流质饮食,保证患者充足的营养,提高患者体质。

⑥术前各项身体检查护理:患者进行泌尿系统 B 超检查时嘱咐患者进行憋尿;行上腹部 B 超检查时嘱咐患者禁饮禁食;膀胱镜检查后嘱咐患者大量饮水。对患者尿液进行结核杆菌染色时,需连续检查 3 天,原因在于结核杆菌是间歇性向尿液中排泄的。

(3)术后护理

①术后常规护理:对患者的生命体征进行密切监测,给予患者动态心电监护及吸氧,使患者采取平卧位,将头部偏向一侧,使用腹带将患者腹部的伤口进行包扎,尿管与肾窝引流管固定于病床边,对引流液的颜色、性状、流量进行严密地观察并认真记录。

②管道护理:患者术后在病房内严格按照无菌操作将导尿管与肾窝引流管接好,注意引流袋的位置不能高于病床,否则将引起引流不畅,甚至反流。在使用引流管引流时注意观察引流的通畅情况,定时对引流管进行挤捏,防止小的血凝块将管道堵塞。对肾窝引流液量多者,需立即告知医师进行及时处理。此外,由于留置导尿管最容易引起患者尿路感染,因此必须使用0.05%氯己定对尿道外口进行擦拭,每日 2～3 次,以保持尿道外口的清洁与干燥。患者每日排便后,须使用温水对肛周进行擦拭,并定时对引流袋进行更换,防止尿路感染的发生。

③引流量的观察:肾切除术后 24h 内观察患者的引流量,如每小时超过 100ml,连续 3h,提示有活动性出血的可能,及时通知医师,监测患者的血压、脉搏变化,必要时给予输血、补液治疗。

④感染的观察与护理:结核患者机体抵抗能力较弱,加之手术应激,容易继发感染。注意观察患者术后体温变化;按时、足量应用抗生素治疗,预防感染发生;保持引流通畅;观察刀口敷料情况,有渗出应及时更换;留置尿管患者每日 2 次会阴护理,保持会阴部清洁。尿管一般留置不超过 3 天,尽早拔除有利于减少尿路感染的发生。

⑤健侧肾功能的观察:肾切除术后连续 3 天记录患者 24h 尿量。如出现尿量减少,及时通知医师采取药物治疗。

⑥身体活动护理:手术后 6h 帮助患者进行翻身,在手术 1 天后患者可适当坐起,使用温开水或者呋喃西林漱口,帮助患者拍背并对背部以及骶尾部位的皮肤进行按摩,指导患者进行深呼吸、咳痰、咳嗽等。对痰液黏稠或痰液不易咳出的患者给予雾化吸入。手术 2 天后,鼓励患者进行早期活动,帮助其下床行走等,以促进胃肠蠕动,增进患者食欲,预防便秘及下肢静脉血栓的形成。

⑦切口护理:对于切口剧烈疼痛难以忍受者,可适当增加药物剂量。通常术后 3 天切口疼痛感可逐渐缓解。若此时患者切口疼痛仍十分明显,则应注意检查切口局部是否发生感染或切口包扎是否过紧,及时对各种原因引起的切口疼痛进行有效处理。

⑧饮食护理:在患者术后第 1 天即给予四磨汤,帮助其恢复胃肠蠕动。待患者排气后可进食流质食物与饮水,进食的原则为先稀后稠,先少后多,先软后硬,满足患者的营养需要。患者需进食蛋白、热能、纤维素含量较高的食物,尽量避免易引起胀气的食物。一旦发现患者出现腹胀则立即给予 0.5～1mg 新斯的明肌内注射,并进行肛管排气,以缓解症状。术后 3 天内患者未排气可出现腹胀,指导患者适当增加床上活动,如腹胀严重,可行胃肠减压。一般 3 天后患者排气,此时可指导患者从禁食到流食,再逐渐过渡到普食。

七、出院指导

1. 指导患者摄入足够的营养、保证充足的睡眠、良好的休息、乐观的情绪、进行适当的活动,以增加机体的抵抗能力。积极的心态可以增加患者对治疗的信心与依从性,从而提高治疗的效果,促进患者早期康复。适当劳逸结合,避免重体力劳动或竞技性活动。

2. 抗结核药物治疗要坚持联合用药、足量、足疗程的原则,患者不得随意减量或停药。肾切除术后还需要继续药物治疗 1～2 年。防止使用对肾功能有害的药物,注意观察肝、肾功能,有异常及时就诊。

3. 定期复查以观察药物治疗的效果,重点观察结核性膀胱炎的转归,如尿频、尿痛等症状有无改善,注意尿液的化验检查及体重增加的情况,记录每次尿量,观察有无膀胱挛缩。术后半年内,3个月到门诊复查一次,之后可半年复查一次。

第九节　妊娠合并结核的护理常规

妊娠合并肺结核是高危妊娠的一种,发生率为5%～7%。近年来,虽然在发达国家已较少,但在发展中国家却并非罕见。在抗结核药物问世之前,结核病无论对孕妇及胎、婴儿均有不良影响。但从20世纪70年代以来,由于抗结核药物的发展,则对孕期的肺结核患者可有良效,使妊娠合并肺结核已不成为一个严重的问题。

近20年来,全球结核病疫情又呈上升趋势,而妊娠妇女这一独特群体也同样受到结核病疫情的威胁。一项研究表明,不良居住条件、吸毒、HIV感染等是造成妊娠结核传播与流行的主要原因。还有一项研究表明,患者依从性差也是妊娠结核发病率上升的主要原因。有报道,结核患者出院后约有97%的患者未能按规定的治疗方案进行继续治疗。而妊娠结核则是严重危害孕母及胎儿健康的妊娠并发症之一,如处理不当可能引起孕母及胎儿的严重不良后果。

一、病因

1. 孕产期的以下情况均有利于结核菌在肺内生长、繁殖,为肺结核病发生及恶化奠定了基础。

(1)自主神经调节失调,体内内分泌及代谢功能紊乱,机体免疫力降低;加之卵巢激素增加,肺呈充血状态。

(2)甲状腺功能亢进,代谢率增加,能耗增加。

(3)血液中胆固醇增高等。

2. 妊娠期机体内结核菌易于由淋巴系统扩散至血液循环,而引起结核播散,导致妊娠期和产褥期合并肺结核患者同时伴有肺外结核。

(1)肾上腺皮质激素分泌显著增多,(内分泌失调、向心性的肥胖、血压、血糖都高、水牛背、多毛)从妊娠第12周即高于未孕者。分娩时可增加3倍。

(2)毛细血管通透性增加,T淋巴活性降低(免疫活性降低)。

二、发病机制

结核菌主要通过呼吸道传播。飞沫传播是肺结核最重要的传播途径。传染源主要是排菌的肺结核患者的痰。传染的次要途径是经消化道进入体内,还可经皮肤传播。肺内的原发感染灶多发生于肺中、下段,既可通过巨噬细胞经淋巴扩散,亦可经血液系统播散至全身。在免疫受损或有其他疾病的宿主可产生低热、咳嗽、胸痛、体重减轻等症状。1～3个月后宿主可发生免疫反应,肺或其他处的原发灶愈合、吸收、纤维化、钙化发生,病变愈合,但此后结核杆菌仍可在体内存活多年,在宿主免疫力低下时,结核杆菌又可活动,病变再转为活跃。

结核菌侵入人体后引起炎症反应,细菌与人体抵抗力之间的较量互有消长,病变过程复杂,但其基本病变主要有渗出、增生、变质。

妊娠期若发生结核血行播散,可引起胎盘感染,导致胎儿先天性结核感染的发生。

1. **妊娠对肺结核的影响**　妊娠期的结核病发生率增加及病情加重又与妊娠期的细胞免疫调节受到抑制有关。妊娠使膈肌上升、肺膨胀减低引起肺部缺氧,容易使肺受到感染。过去,由于产后 1 年结核易复发或病情常恶化,可能与产后急剧的激素变化,细胞免疫的改变,横膈下降,营养消耗及睡眠不足有关。现在,由于有效的化疗药物使结核预后明显改善,孕期、产后的预后基本与未孕同龄妇女相同。

(1)妊娠早期出现的恶心、呕吐、食欲缺乏等反应,影响孕妇的进食与营养;妊娠期全身脏器的负担加重,能量消耗增加;产时的体力消耗,产后腹压骤然减低和膈肌下降等,可使静止期肺结核变为活动型;哺育婴儿不仅损失营养,而且消耗体力。

(2)妊娠对肺结核有利,认为妊娠期新陈代谢增加,营养物质的吸收加快,随着宫体的增大,膈肌上升,有利于结核病灶的稳定和修复。

2. 肺结核对妊娠的影响　结核杆菌通过感染胎盘,引起绒毛膜羊膜炎的发生。而且从死胎及胎盘组织已分离出结核杆菌。患有活动性结核的孕妇流产、宫内感染、胎死宫内及新生儿死亡率均有增加。

Jana 等(1994)报道,印度 79 例妊娠期活动性肺结核孕妇,她们的胎儿平均出生体重低,早产、低体重儿,宫内生长受限儿均增加 2 倍,围生儿死亡率为 6 倍。Jana 等(1999)报道了 33 例肺外结核,淋巴结核并未影响妊娠预后,而肾、肠等处的结核与出生低体重儿有关。Figueroa 等(2001)的报道也证实了孕期结核感染可增加新生儿的患病率及死亡率,尤其是开始治疗晚的孕妇,其新生儿死亡率增加。

治疗结核病的药物对母儿带来不良作用的可能性也存在。妊娠不良的后果与诊断晚、治疗不彻底及肺部病变进展等情况有关。

三、临床表现

1. 有 1/2～1/3 妊娠期结核患者无明显症状或不能觉察,早期症状和妊娠期的某些生理反应(如呼吸频率增快,嗜睡,倦怠和易疲劳等)相似,易被忽略,延误诊断和治疗。

2. 活动性肺结核患者,常有咳嗽、体重下降、发热、头痛、乏力及咯血等症状,以及血沉快、肺部检查有浸润或血行播散病灶,痰检查结核菌阳性。

3. 症状明显的腹膜结核出现腹胀、恶心、呕吐,腹水为主要表现;胸腹膜结核以低热、胸闷、呼吸困难、腹胀、恶心、呕吐,胸腔积液、腹水为主要表现;肺结核以咳嗽、低热、胸闷为主要表现,X 线胸片看见炎性影;肠结核有慢性腹泻,偶有腹痛,消瘦,结肠镜下见病变肠黏膜充血、水肿,溃疡形成(常呈环形、边缘呈鼠咬状),大小及形态各异的炎性息肉,肠腔变窄等。活检找到干酪样坏死性肉芽肿或结核分枝杆菌以确诊。

四、辅助检查

1. 痰抗酸杆菌涂片　将患者的痰制成涂片在镜下检测患者的阴、阳性。

2. 结核菌素试验

(1)阳性:表示结核感染,但并不一定患病。皮试呈阳性者,常提示体内有活动性结核灶。

(2)阴性:提示没有结核菌感染。但仍要排除下列情况。

①结核菌感染后需 4～8 周变态反应才能充分建立;所以在变态反应前期,结核菌素试验可为阴性。

②应用糖皮质激素等免疫抑制药者,营养不良及麻疹、百日咳患者,结核菌素反应可暂时消失。

③严重结核病和各种危重患者对结核菌素无反应。

④淋巴免疫系统缺陷(白血病、结节病)患者和老年人的结核菌素反应也常为阴性。

3. X线检查 慎做(X线会对胎儿造成影响)。肺部 X 线检查不但可早期发现肺结核,而且可对病灶的部位、范围、性质、发展情况和效果做出诊断。有以下症状可自我判断是否患上了肺结核。

(1)周身无力,疲倦,发懒,不愿活动。

(2)手足发热,不思饮食,白天有低热,下午面颊潮红,夜间有盗汗。

(3)发热,体力下降,双肩酸痛。

(4)经常咳嗽,但痰却不多,有时痰中带有血丝。

(5)大量咯血,胸背疼痛。

(6)高热。

若孕妇有低热、消瘦、乏力、盗汗等症状时,应重视查找原因以排除肺结核的可能,并予胸部 X 线摄片、痰检抗酸杆菌以明确诊断。

五、治疗原则

妊娠合并肺结核的治疗需要面临是否终止妊娠和如何选择抗结核药物这两个棘手的问题。个人认为,是否终止妊娠的权利在患方,医师应起到充分告知义务。如果患方选择终止妊娠,则抗结核化疗方案与一般人群相似;如果患者选择继续妊娠,则需谨慎选择抗结核药物,如利福平有致畸作用、链霉素对胎儿有耳毒性、氟喹诺酮类影响胎儿的软骨发育,氨基糖苷类药物[如链霉素(SM)、卡那霉素(KM)、卷曲霉素(CPM)、结核放线菌素(EVM)等],1314TH、1321TH 均不能选择,而异烟肼、吡嗪酰胺、乙胺丁醇已明确与胎儿畸形无关,可酌情选用。

1. 抗结核药物治疗 目前治疗肺结核的方法多采用美国疾病预防和控制中心及胸科协会推荐的方案。可用 2～4 种药联用,总疗程为 6～9 个月。药物的数目可以依据有无结核菌的抗药性而调整。

治疗结核病的药物较多,但不同的抗结核药对孕妇有好的一面,但也有不利的一面。常用的一线抗结核病药为异烟肼、利福平、乙胺丁醇、吡嗪酰胺。

(1)异烟肼:是最早使用的有效抗结核病药。对结核杆菌有良好的抗菌作用,疗效较好,用量较小,毒性相对较低,易为患者所接受。可以口服,胃肠吸收良好且价格低廉。药物可以在全身各种体腔及体液中保持较高的浓度,甚至可以杀死干酪样病灶里的细菌。其用法与用量:$10～15mg/(kg \cdot d)$。不良反应:其发生与其干扰维生素 B_6(吡哆醇)的合成有关。最常见的是肝毒性,即药物性肝炎。另外,还有部分患者表现为外周神经损伤,少数可有中枢神经系统症状(如癫痫发作)等。为预防前述不良反应,可以同时加用维生素 B_6。有文献报道,用异烟肼的孕妇新生儿癫痫发生率较高,但用维生素 B_6 可以减少新生儿癫痫的发生。尽管异烟肼可以穿过胎盘,也可以在乳汁中,但目前尚未发现有致畸作用,因而在孕期甚至在孕早期也是可以使用的。

(2)利福平:是一种口服杀菌药,经胃肠道吸收后可分布到全身组织与细胞。作用机制是抑制结核菌 DNA 依赖性 RNA 多聚酶。可引起药物性肝炎、恶心呕吐、皮肤过敏、发热反应、紫癜及血小板减少等不良反应。利福平可能对胎儿有潜在性不良反应,可能会增加先天性畸形的发生率,但临床研究目前尚未证实该药会增加出生缺陷。其用法与用量:10～20mg/(kg·d)。

(3)吡嗪酰胺:是 20 世纪 50 年代开发的一种治疗结核的有效药物,口服吸收良好,小剂量有抑菌作用,大剂量有杀菌作用,在酸性环境中发挥最佳作用,可自由进入细胞内,因而可以杀死细胞内的病菌,从肾中排泄。不良反应:尽管吡嗪酰胺有肝毒性作用,但与利福平及异烟肼合用并不增加肝功能异常的发生率。另外,本药可增加血中尿酸浓度,同时又有抑制肾排泄尿酸,因而长时间使用可并发痛风症,但一般无须停药。由于目前尚无对胎儿致畸方面的资料,因而有些学者不推荐用于妊娠合并结核,但仍有不少医师把吡嗪酰胺用于妊娠合并结核,也没有发现对胎儿有何不良反应。其用法与用量:15～30mg/(kg·d)。

(4)乙胺丁醇:也是一种毒性较低吸收较好的抗结核药,较小剂量(15mg/kg)即起到抑菌作用,而较大剂量(25mg/kg)则有杀菌作用。其真正的药理作用尚不清楚。其主要不良反应是可能引起视神经炎,表现为视物模糊、中枢性视野缺损及红绿色盲。这一不良反应随着用药剂量的增大及用药时间的延长而加重。动物实验表明,乙胺丁醇可致畸,但人类使用的剂量目前尚未发现增加出生缺陷的报道。其用法与用量:15～25mg/(kg·d)。

(5)其他抗结核病药:有对氨基水杨酸、乙硫异烟胺、环丝氨酸、卷曲霉素、链霉素、卡那霉素等,由于对胎儿有较大的不良反应,患者耐受性差,因而在孕期不做常规使用。还有一些药物具有抗结核作用,只是在耐药严重的患者使用,而不做常规使用,如阿奇霉素、阿米卡星、氯法齐明(氯苯吩嗪)及环丝氨酸等。对氨水杨酸钠(PAS)虽未见 PAS 有致畸胎不良反应的报道,但由于该药胃肠道反应剧烈,妊娠期妇女很难耐受,使应用受到限制。氟喹诺酮类能抑制软骨发育,造成关节软骨糜烂或水瘤形成,属于禁忌药物。

2. **手术治疗**　很少采用。一般认为,如肺部病变适合手术,孕妇并非禁忌,但应严格掌握手术指征,仅限于对病灶局限、反复咯血或肺结核瘤、空洞经非手术治疗无效,考虑手术疗法对母儿有利者。

施行手术时间,宜在妊娠 16～28 周。术式应根据病变程度和范围而定,包括肺楔形切除、肺段切除、肺叶切除或单侧肺切除。有学者认为,妊娠期或妊娠前施行胸腔手术,不影响本次或以后的妊娠,其产程进程、分娩和婴儿预后与未接受手术者无显著差异。

六、关于终止妊娠和绝育问题

妊娠合并肺结核的治疗需要面临是否终止妊娠和如何选择抗结核药物这两个棘手的问题。个人认为,是否终止妊娠的权利在患方,医师应起到充分告知义务。如果患方选择终止妊娠,则抗结核化疗方案与一般人群相似,如果孕妇合并肺结核充分接受了抗结核药物的治疗,结核对孕期、产褥期的妇女和胎儿不会造成不良影响,对大多数结核病患者,不提倡疗病性流产。

1. **保留妊娠指征**　①单纯肺结核,无肺外结核患者;②无或仅有轻微妊娠反应者;③初治肺结核,或复治肺结核,但无明显耐药;④尚未育子女的高龄初产妇,可在呼吸科(结核科)与妇产科医师严密监测及强有力化疗情况下保留妊娠;⑤心、肝、肾无严重并发症,能耐受妊娠、自然分娩或剖宫产手术者;⑥经痰检或痰培养证实非开放性、无传染性肺结核者。

2. **终止妊娠指征**　①妊娠剧吐经非手术治疗无效者;②结核病伴心、肝、肾功能不全,不能耐受妊娠、自然分娩及剖宫产术;③严重的活动性肺结核伴有肺功能减退,估计不能耐受继续妊娠及分娩者;④肺结核合并反复咯血者;⑤糖尿病孕妇合并结核病者;⑥HIV 感染或AIDS 孕妇合并结核病者;⑦各型肺结核进展期病变广泛及有空洞形成者;⑧耐多药结核菌感染者;⑨已有子女的妇女,应规劝其终止妊娠和考虑施行绝育术。

七、护理措施

凡是病情可以妊娠者,抗结核治疗和孕期保健必须同时进行。对严重患者应在结核病疗养院或家中行孕期保健检查,特别注意精神安慰和鼓励,消除思想负担,防止高血压等妊娠并发症。

1. 孕早期护理

(1)术前护理:孕周为6~7周。

①详细询问病史、过敏史,检查血常规、内镜三项、白带检查、心电图、B超。如术前2次体温在37.5℃以上,生殖道炎症,各种疾病的急性期,先暂缓手术。

②禁食、禁水6h,禁饮4h,术前测体温、脉搏、血压。

③查病历、实验室检查结果、手术及麻醉同意书是否齐全,确认身份,手术名称,戴腕带。

④告知患者应由家属陪伴,垫好卫生巾,排空膀胱。

(2)心理护理:孕妇由于对手术过程有惧怕情绪,可出现焦虑、害怕等不良心理,护士应该对其进行心理疏导,帮助孕妇树立信心。

(3)用药方法:术前1天应用米非司酮150mg顿服或150mg分6次口服,每次25mg,每次间隔时间为12h,第3日9:00服用米索前列醇0.6mg或口服0.4mg、阴道后穹放置0.2mg。在服药前后2h内不能进食。同时尽量用温开水或凉开水送服。

①用药后观察及其护理:

• 严密观察患者是否存在不良反应,对于不良反应加重者,如腹痛、腹泻应对症处理。

• 患者手部存在麻木情况,须多搓手,短时间内即可消失。

• 患者胎囊排出前后出血量较多且在短时间内未见好者,需要立即进行全面检查,看其是否需要行清宫术。

• 胎囊排出之后,护理人员一定要认真检查胎囊是否完整,观察患者阴道出血情况,出血较多的患者需要立即给予处理。

• 胎囊排出,在临床上有不规则出血时间较长、点滴不尽者均见胎囊排出,需要嘱其出血时间长于经期、出血量多于经血,则应尽快就诊。服药后4h至1周排出完整妊娠囊,6h内排出孕囊。少数患者在服药48~72h排出孕囊。

②药物流产后的护理

• 药物流产后,要注意生活规律,适当休息,适寒温,避风寒,15日内不要从事重体力劳动,手术当天不开车、不从事精细操作。夏天不要吃冷饮,不洗冷水澡,不洗盆浴,避免受风寒。

• 饮食要富有营养,多食鱼类、肉类、蛋类、豆类等蛋白质丰富的食物和富含维生素的新鲜蔬菜和水果,加速身体康复,避免吃辛辣刺激性食物。

• 禁止药物流产后性生活,子宫口开放,子宫内膜需要修复,过早的性生活不利于子宫的恢复,容易引发急性子宫内膜炎、盆腔炎,还可引发继发性不孕,因此要禁止性生活1个月。

• 阴道出血>10天,腹痛、发热及时就诊。

• 如果下次月经量减少或未来月经及时就诊。

• 遵医嘱服用抗感染及促子宫收缩药物。

• 有生育要求者,3个月后再次妊娠。如需上节育环,下次月经干净3~7天。

2. 孕中期护理

(1)术前护理:同孕早期。利凡诺羊膜腔内注射进行中期妊娠引产已被临床广泛应用,给予一次性口服米非司酮 100 mg,同时给予依沙吖啶 100 mg 羊膜腔注射,服药前后 2h 禁食。

(2)产后护理

①产后护理注意观察产妇宫缩及阴道流血,若出现流血较多,应及时记录出血量。约有 80% 受术者有阴道流血,量<100ml,个别妇女可>400ml。严密观察阴道流血发生的时间、量、与胎儿、胎盘娩出之关系可判断引起引产后出血的主要原因。针对出血原因随时采取相应的止血措施。

②严密观察生命体征,特别是血压的变化。

③产后加强护理,尤其是会阴部护理,注意恶露的色、味、量及子宫缩复情况。一旦发现感染体征,应立即报告医师,遵医嘱给予抗生素及相应处理。

④胎体娩出后及时用缩宫素 10U 肌内注射,轻按子宫促进胎盘娩出。胎盘胎膜排出后仍应轻轻按摩子宫,促进子宫收缩,减少出血,认真检查胎盘胎膜是否完整,还应详细检查宫腔是否完整,但为避免组织残留,多主张胎盘排出后即行刮宫术。术后常规给抗生素预防感染。

⑤少数受术者可有不同程度的软产道裂伤,产后应常规检查软产道,充分显露子宫颈和穹部。有如裂伤,应立即细心缝合;如有小动脉损伤应缝扎止血,注意局部感染。

(3)引产失败标准:用药后 72h 未发现宫缩为引产失败并进行清宫术,要观察患者的分娩之后的排尿、阴道流血、宫缩等情况。对患者要及时地更换会阴垫,并对患者的出血量进行记录,对患者的恶露、子宫复旧情况要定期检查。

3. 孕晚期的护理　未足月(32 周)予以积极支持治疗,予以期待治疗至 36 周,剖宫产终止妊娠。孕 41^{+2} 周直接予以剖宫产终止妊娠。产后予以联合化疗方案治疗。

(1)胎儿和胎盘娩出后,常规仔细检查胎盘是否完整,胎膜有否缺损,阴道、宫颈有无损伤,测量胎儿体重、身长、足底,检查胎儿性别,有无出生缺陷并做好记录。

(2)预防产后出血,按医嘱肌内注射宫缩药。如阴道、宫颈损伤,应协助医师给予缝合。

(3)胎儿娩出 1 h 后,胎盘尚未娩出或检查胎盘胎膜不完整或阴道出血活跃时,均应报告医师。

(4)如母亲分娩时痰检为阳性且婴儿情况良好,则应给婴儿 3 个月的预防性化疗(异烟肼 5mg/kg 每日 1 次),而不接种卡介苗。3 个月后结核菌素试验如为阴性,可停用异烟肼,接种卡介苗;如为阳性,再化疗 3 个月;如结核菌素试验结果转为阴性可给婴儿接种卡介苗;若婴儿有结核中毒症状,表现低热、吃奶少、咳嗽、消瘦等症状时,应给予全程抗结核治疗,以预防结核性脑膜炎的发生。

(5)妊娠结核病患者产后哺乳的安全性也是一个非常重要的问题。曾有研究测定母乳中抗结核药物浓度,以评估妊娠结核病患者产后哺乳的安全性。给予 INH 300 mg 顿服,3 h 后乳汁中 INH 浓度达最高峰,浓度约 16.6 mg/L,RFP 600 mg 顿服乳汁中的峰浓度为 10～30 mg/L。经计算,婴儿吸吮母乳中的 INH 仅为婴儿治疗量的 6.4%～20%,而 RFP 仅为 5% 左右。这表明既往担心因抗结核药物可能对婴儿造成损害,对服药的妇女主张停止哺乳,给予婴儿人工喂养并非必要。但母亲属排菌肺结核病(尤其分娩前 3 个月内),则因需要隔离而应停止母乳哺养。

(6)对于活动性肺结核产妇,必须延长休息和继续抗结核治疗及增加营养,并积极防治产褥期感染。新生儿应与患母隔离,并及时接种卡介苗。如果产妇为播散性肺结核患者,则其婴儿需用 INH 每日 15～20mg/kg,持续 1 年;如果结核菌素皮肤试验及胸片均阴性,则可用卡介苗;如皮肤试验阳性而 X 线胸片阴性,则需继用 INH1 年;如皮肤试验及胸片均为阳性,则需另加其他抗结核药物。

八、出院指导

1. 进行引产后的女性其实常是万不得已的原因才会决定终止妊娠,更需要心理上的调适,要给予她们产后心理休息的时间,特别是恢复期要注意休息。

2. 告知患者产后注意个人卫生,勤换会阴垫。

3. 保持清洁、干燥,多吃富含营养食物,忌食生冷食物。

4. 注意休息,忌重体力劳动 1 个月;产后 1 个月禁止过性生活和盆浴,并及时采取有效的避孕措施。

第十节　脊柱结核护理常规

脊柱结核占所有骨、关节结核患者的 50%～75%,曾多见于儿童,近年青壮年居多,女性略多于男性。多发生身体负重较大的胸椎(40.3%)、腰椎(35.97%),后依次为胸腰椎(12.77%)和腰骶椎(7.36%)等。有两处椎体病灶者为 3%～7%,而其间为无病的椎体所隔开称之跳跃型脊椎结核。

一、病因

脊椎结核病变多发生在椎体,少数在椎板、椎弓、棘突及横突。椎体病变因循环障碍及结核感染,有骨质破坏及坏死,有干酪样改变和脓肿形成,椎体因病变和承重而发生塌陷,使脊柱形成弯度,棘突隆起,背部有驼峰畸形,胸椎结核尤为明显。由于椎体塌陷,死骨、肉芽组织和脓肿形成,可使脊髓受压发生截瘫,发生在颈椎及胸椎较多。骨质破坏,寒性脓肿在脊椎前纵韧带下形成,可穿过韧带至脊椎前筋膜间隙,因重力关系可扩散至远离病变的部位。颈椎结核脓肿可出现在颈椎前使咽后壁隆起,可引起吞咽或呼吸困难;在颈部两侧可出现在胸锁乳肌后缘的皮下。胸椎结核常形成椎前和椎旁脓肿,也可出现在后纵隔区或沿肋间向胸壁发展;向椎管发展可引起截瘫。腰椎结核脓肿常至盆腔,形成腰肌脓肿,沿髂腰肌向下蔓延到腹股沟或股内侧,从股骨后达大粗隆,沿阔筋膜张肌和髂胫束至股外侧下部;或向后蔓延到腰三角区。这些脓肿,因为没有急性炎症的表现,称为寒性脓肿。脊椎结核在好转过程中,病变的破坏性产物,如脓肿、死骨等可逐渐被吸收,同时有纤维组织充填修复,最后形成纤维愈合和骨性愈合,病程很长。临床上分为中心型或幼年型;边缘型,又称骨骺型或成人型;前侧型或骨膜下型;附件结核:如横突、椎板、椎弓根或棘突结核,较少见。

二、临床表现

1. **全身症状**　病起隐渐,发病日期不明确。患者倦怠无力,食欲减退、午后低热、盗汗和消瘦等全身中毒症状。偶见少数病情恶化急性发作,体温 39℃ 左右,多误诊重感冒或其他急性感染。相反,有病例无上述全身症状,仅感患部钝痛或放射痛也易误诊为其他疾病。

2. 局部症状

(1)疼痛:患处钝痛与低热等全身症状多同时出现,在活动、坐车震动、咳嗽、打喷嚏时加重,卧床休息后减轻;夜间痛加重,疼痛可沿脊神经放射。

(2)姿势异常:是由于疼痛致使椎旁肌肉痉挛而引起。颈椎结核患者常有斜颈、头前倾、颈短缩和双手托着下颌。挺胸凸腹的姿势常见于胸腰椎或腰骶椎结构。

(3)脊柱畸形:颈椎和腰椎注意有无生理前凸消失,胸椎有无生理后凸增加。自上而下每个棘突有无异常突出特别是局限性成角后凸,此多见于脊柱结核,与青年椎体骺软骨病、强直性脊柱炎、姿势不良等成弧形后凸与圆背有别。脊柱后凸畸形,弯腰受限为脊柱结核的特征表现。

(4)寒性脓肿:就诊时 70%～80%脊椎结核并发有寒性脓肿,位于深处的脊椎椎旁脓肿经X 线摄片 CT 或 MRI 可显示出。脓肿可沿肌肉筋膜间隙或神经血管束流注至体表。寰枢椎病变可有咽后壁脓肿引起吞咽困难或呼吸障碍;中、下颈椎脓肿出现颈前或颈后三角;胸椎结核椎体侧方呈现张力性梭形或柱状脓肿,可沿肋间神经血管束流注至胸背部,偶可穿入肺、胸腔、罕见的穿破食管和胸主动脉;胸腰椎、腰椎的脓肿可沿一侧或两侧髂腰肌筋膜或其实质间向下流注于腹膜后,偶穿入结肠等固定的脏器,向下至髂窝、腹股沟、臀部或腿部;骶椎脓液常汇集在骶骨前方或沿梨状肌经坐骨大孔到股骨大转子附近。

(5)窦道:寒性脓肿可扩展至体表,经治疗可自行吸收,或自行破溃形成窦道。

(6)脊髓压迫症:脊椎结核,特别是颈胸椎结核圆锥以上患者应注意有无脊髓压迫症,四肢神经功能障碍,以便早期发现脊髓压迫并发症。

三、治疗原则

本病是结核菌全身感染的局部表现,所表现的仅是显性的病灶,而患者体内潜在的隐性病变,为此治疗上应是局部与系统兼顾。

1. 抗结核药物治疗　结核病化疗用药应按照:早期、规律、全程、适量和联合的原则。

2. 局部治疗　包括局部制动、脓肿和窦道处理和手术治疗等。

四、护理措施

1. 非手术患者护理常规

(1)心理护理:现在结核病虽得到了很好的预防和控制,但是患者仍存在病耻感,针对这种复杂的心理压力,护士除了对待患者态度亲切热情外,还要给患者列举一些成功的病例,增强战胜疾病的信心,更重要的是要做好患者家属的思想工作,取得他们在情感、经济等方面的大力支持,使患者缓解心理压力,能够安心地治疗和休养。

(2)支持疗法

①加强营养:该病属于慢性消耗性疾病,应鼓励患者进食高热能、高蛋白、高维生素饮食。必要时遵医嘱给予氨基酸、能量合剂等,以改善全身营养状况。

②抗结核药物的应用:护士应在监督用药的同时认真观察和询问用药后反应,及时发现药物的不良反应。并向患者讲明有些药物服用时的注意事项和不良反应。密切观察肝、肾功能情况,出现情况及时报告医师并及时处理。

(3)加强基础护理,减轻病痛:对腰椎结核患者要求长期卧床休息,有的患者已发展为截瘫,失去生活自理能力,护士应主动热情进行生活护理。预防压疮、便秘、泌尿系和呼吸道的感染等并发症。

2. 手术术前指导及术后护理

(1)术前护理:绝对卧床休息;加强营养;心理护理;制动(术前2～3周卧硬板床),规则抗结核至少2周。

(2)术后护理:生命体征监测;脊髓神经功能观察;伤口引流观察;体位护理;功能锻炼;继续抗结核治疗3～6个月;做好并发症护理(软组织或骨质缺损、血管神经损伤、脊柱活动功能下降、截瘫)。

五、出院指导

1. 加强营养。
2. 按照用药原则坚持服药。
3. 合理休息及活动。
4. 定期复查,遵照医嘱用药。

第十一节　骨与关节结核护理常规

结核杆菌经过呼吸道或消化道侵入人体,形成原发灶,结核菌在原发灶进入淋巴、血行传播到全身各个脏器,特别是网状内皮系统,包括骨和关节,容易形成骨、关节结核。一般常发生在脊椎,其次为脊椎关节发病比较缓慢,患者可有午后低热,患处疼痛,压痛及肌肉痉挛,关节活动受限。晚期可以形成寒性脓肿,破溃以后形成窦道,继发混合感染,可出现关节强直。

一、病因

骨与关节结核多继发于肺或肠结核,结核杆菌由原发病灶经血液侵入关节或骨骼,当机体抵抗力降低时,可繁殖形成病灶,并出现临床症状。根据病变部位和发展情况可分为单纯性骨结核,单纯性滑膜结核和全关节结核。

二、临床表现

起病多较缓慢,可有倦怠、食欲减退、午后低热、盗汗和体重减轻等。局部关节疼痛逐渐加重,活动时加重,有压痛。逐渐发生关节的自动和被动活动受限,肌痉挛,关节痉挛、变形、肌肉萎缩。在晚期因骨质破坏,或骨骺生长影响,形成关节畸形、病理脱臼或肢体短缩等。可有寒性脓肿发生,如穿破可合并感染使症状加重,形成窦道,伤口长期不愈。

三、治疗原则

1. 全身支持治疗　让患者增进营养,多呼吸新鲜空气,适当户外运动。
2. 药物治疗　联合使用抗结核药物,常用的有异烟肼、链霉素、吡嗪酰胺、利福平、对氨基水杨酸钠等,通常联合应用2种或3种,以避免耐药菌株产生。
3. 局部治疗　关节局部采用石膏绷带制动和牵引等方法。制动可减少患处活动,免除负重,缓解疼痛,有利于修复。牵引还可以纠正挛缩畸形及缓解痉挛。

4. **手术治疗**　根据疾病的不同发展阶段和患者情况选择使用病灶清除术、关节融合术、截骨术、截肢等手术方法,可以缩短疗程,预防或矫正畸形,减少残废和复发。

四、护理措施

1. **非手术治疗和术前护理**　心理支持、卧床休息、加强营养、抗结核用药至少 2 周、窦道及时换药。

2. **手术后护理**　病情监测,继续抗结核治疗 3～6 个月,做好并发症护理(截瘫、肺部感染、压疮、关节僵硬、气胸、石膏综合征)。

五、出院指导

1. 向患者及家属讲解疾病的治疗原则及方法,注意用药监护,向患者及家属讲解抗结核药物的剂量、用法、不良反应及保存方法。继续加强营养,增强抵抗力。

2. 教育患者坚持抗结核药物治疗,结核有复发的可能,故必须用药 2 年。出院后每 3 个月定期到医院复查,复查与药物不良反应相关的器官功能。如出现耳鸣、听力异常,立即停药并复诊。

3. 指导患者及家属坚持进行出院后的功能锻炼。椎体手术者,术后继续卧硬板床休息 3 个月,3 个月开始后开始床上活动,半年后方可离床活动,应注意避免胸腹部屈曲,以防植入骨块脱落或移动。

第十二节　重症肺结核护理常规

肺结核是由结核分枝杆菌感染肺部引起的慢性传染病,加重后引起多器官功能衰竭,分为原发性肺结核、血行播散型肺结核、继发性肺结核、结核性胸膜炎、其他肺外结核、菌阴肺结核。重症肺结核的诊断标准是:中度以上发热、呼吸困难或明显消瘦,伴或不伴有其他呼吸道症状;X 线显示病灶范围广泛,超过 2 个肺野以上,肺内病变进展迅速;CT 提示病变多为干酪性病变,形成空洞伴有并发症。

一、病因

1. 多合并有基础疾病,如糖尿病、营养不良及肺部感染等,进一步使患者全身抵抗力下降,使病情恶化。

2. 多数患者初期症状轻微,多数未予以重视,从而延误治疗,对早期规律性治疗的重要性缺乏足够的了解。

3. 多为非专科医院救治,误诊时间长,使用过激素。

4. 疾病初期不愿检查、治疗,或在治疗过程中因经济原因中止,以致形成重症肺结核。

二、临床表现

1. **呼吸道症状重、全身症状明显**　咳嗽、咳痰是肺结核最常见症状。有空洞形成时,痰量增多;合并细菌感染时,痰呈脓性且量增多;合并厌氧菌感染时,有大量脓臭痰;合并支气管结核时,表现为刺激性咳嗽。约 1/3 患者有不同程度的咯血,以少量咯血多见,少数严重者可大量咯血;呼吸困难加重,痰菌阳性率高。病灶范围广,合并空洞多,症状控制时间长,病灶吸收缓慢。

2. 并发症多 可并发自发性气胸、脓气胸、支气管扩张症、慢性肺源性心脏病。

3. 体征 因病变范围和性质而异。病变范围小可无异常体征。渗出性病变范围较大或干酪样坏死时可有肺实变体征。肺部体征依病情轻重、病变范围不同而有差异,早期、小范围的结核不易查到阳性体征;病变范围较广者叩诊呈浊音,语颤增强,肺泡呼吸音低和湿啰音。晚期结核形成纤维化,局部收缩使胸膜塌陷和纵隔移位。在结核性胸膜炎者早期有胸膜摩擦音,形成大量胸腔积液时,胸壁饱满,叩诊浊实,语颤和呼吸音减低或消失以后,出现典型胸腔积液体征。

三、治疗原则

1. 药物治疗 药物治疗的主要作用在于缩短传染期、降低死亡率、感染率及患病率。对于每个患者,为达到临床及生物学治愈的主要措施,合理化疗是指对活动性结核病坚持早期、联合、适量、规律和全程的原则。

(1)早期:一旦发现和确诊后立即给药治疗。

(2)联合:根据病情及抗结核药的作用特点,联合 2 种以上药物,以增强与确保疗效。

(3)适量:根据不同病情及不同个体规定不同给药剂量;用药剂量过低不能达到有效血药浓度,影响疗效,易产生耐药性;剂量过大易发生药物不良反应。

(4)规律:患者必须严格按照治疗方案规定的用药方法,有规律地坚持治疗,不可随意更改方案或无故随意停药,亦不可随意间断用药。

(5)全程:指患者必须按照方案所定的坚持治满疗程,短程通常为 6~9 个月。一般而言,初治患者按照上述原则规范治疗,疗效高达 98%,复发率<2%。

2. 对症治疗

(1)毒性症状:一般在有效抗结核治疗 3 周内消退,无须特殊处理。若中毒症状重者,可在应用有效抗结核药的基础上短期加用糖皮质激素,以减轻中毒症状和炎症反应。

(2)咯血:量较少时,嘱卧床休息(患侧卧位),消除紧张,口服止血药。中等或大量咯血时,应严格卧床休息,取患侧卧位,保证气道通畅,注意防止窒息,并配血备用。大量咯血患者可用垂体后叶素,静脉缓慢推注(15~20min)或静脉滴注。必要时可经支气管镜局部止血,或插入球囊导管,压迫止血。咯血窒息是致死的主要原因,需严加防范和紧急抢救。

(3)机械通气:患者若发生血氧饱和度下降,呼吸衰竭,应立即给予机械通气。

四、护理措施

1. 补充营养 慢性消耗性疾病饮食应高热能、高蛋白增强抵抗力,注意卧床休息(尤其咯血的患者)。

2. 心理护理 肺结核病程长,恢复慢,病情易反复,护士应耐心向患者讲解疾病的知识,给予帮助及指导。

3. 退热 高热的患者要保持衣物、床单位清洁干燥,遵医嘱给予降温。

4. 督导化疗 是护理的关键,护士不但要介绍药物的用法及注意事项,还要指导患者遵医嘱服药,不能擅自停药,介绍药物的不良反应。

5. 机械通气的患者　要做好气道护理,预防感染,呼吸机管路保持中立位,冷凝水及时倾倒,呼吸机管路每周更换。

五、出院指导

1. 疾病预防指导　了解抗结核药物对控制结核病起决定性作用,并督促患者遵医嘱服药,勿随意增减药物。复发者具有传染性,必须长期随访。对确诊的结核患者,应及时转至结核病防治机构进行统一管理,住院治疗时需进行呼吸道隔离,每天紫外线消毒病室。患者及家属应明确规律、全程治疗的重要性,督促患者坚持按疗程用药,以获得肺结核病的治愈。

2. 消毒隔离　室内保持良好的通风并每日进行空气消毒。打喷嚏、咳嗽时用双层餐巾捂住口鼻,用后将纸直接焚烧。接触痰液后用流动水清洗双手。患者餐具应煮沸消毒;剩饭、剩菜煮沸后处理;痰液、痰杯、便器进行消毒处理;被褥、书籍经常在阳光下暴晒;衣服、毛巾等消毒后再处理。

3. 饮食指导　家属应为患者提供高蛋白食物,如肉类、蛋类、牛奶等,以补充营养,提高免疫力。

4. 生活指导　患者出现大量盗汗,应及时用温毛巾或干毛巾擦干汗液,勤换内衣、床单,并注意补充足够水分。有高热等严重中毒症状、咯血及患活动性肺结核等的患者应卧床休息,恢复期可循序渐进地适当活动及体育锻炼。

5. 复查　应督促患者定期复查肝功能、X 线胸片及痰结核分枝杆菌检查等,以了解病情变化。肺结核患者密切接触者应定期行胸部 X 线检查,以早期发现肺结核病进行治疗。

第十三节　艾滋病合并肺结核护理常规

艾滋病又称获得性免疫缺陷综合征,是由人免疫缺陷病毒侵入人体后特异性地侵犯和破坏辅助 T 淋巴细胞,导致人体免疫系统受损,功能下降。艾滋病容易并发各种机会性感染,肺结核就是艾滋病最常见的机会性感染。近年来,全球结核病疫情出现回升,其原因之一是 HIV 感染和艾滋病的流行;同样,结核感染也可加剧 HIV 感染的病程,两者互为影响。HIV 感染者中有 30% 合并结核,艾滋病和结核病双重感染,可加剧 HIV 感染的病程,造成机体细胞免疫严重受损,加重艾滋病的病死率。结核病和艾滋病同时传播已成为世界范围内最严重的公共卫生问题。

一、病因

人体受到结核杆菌的感染后能否发生结核病与免疫力有很大关系,主要为细胞免疫的作用。抗结核免疫力主要由 T 淋巴细胞及巨噬细胞介导,而辅助性 T 淋巴细胞(T4)在抗结核免疫力中起着十分重要的作用。当人类免疫缺陷病毒(HIV)进入人体后,可与辅助性 T 淋巴细胞的表面抗原结合,并进入细胞内,HIV 大量复制,破坏辅助性 T 淋巴细胞,造成细胞数量减少,从而使机体对结核杆菌的杀伤力显著下降,结核杆菌得以大量繁殖而导致发病。

二、临床表现

艾滋病并发结核病的临床表现常不典型,故易被漏诊、误诊。

1. 结核病可能仅为艾滋病患者并发症的一种,故临床表现复杂多样,相互交叉而且缺乏结核病常有的特征。主要症状为长期发热、盗汗、食欲缺乏、腹泻、头痛、嗜睡、消瘦、咳嗽、咳痰等。

2. 肺结核类型以血行播散性肺结核为主,常伴有胸内淋巴结肿大。

3. 肺外结核,如浅表淋巴结结核、结核性胸膜炎、心包炎、腹膜炎、骨及关节结核等多见。

4. 感染艾滋病病毒早期(无症状感染期),肺结核其 X 线表现与单纯肺结核相似;艾滋病前期或艾滋病期,双肺以弥漫性粟粒性病变多见,空洞较少见,可伴有肺门纵隔淋巴结肿大,常伴有胸腔及心包积液;艾滋病晚期,因免疫功能极度降低,不能形成结核结节和肉芽肿,故胸部 X 线可无异常发现。

5. 结核菌素试验及结核菌痰涂片检查呈阴性。

三、治疗原则

1. 只要条件允许应优先考虑抗结核治疗,然后再进行抗 HIV 病毒治疗。

2. 抗病毒治疗方案是由患者的 $CD4^+T$ 淋巴细胞计数情况进行决定:如果患者的 $CD4^+T$ 淋巴细胞计数在 $200\sim350/mm^3$,那么就可以立即进行抗病毒治疗;当 $CD4^+T$ 淋巴细胞计数$<200/mm^3$ 时,可进行预防性化疗。其方案是异烟肼加利福喷汀,连续 $4\sim6$ 个月,或异烟肼服用 12 个月。

3. 如果条件允许,抗病毒治疗的开始时间尽可能推迟到结核治疗的强化期后,目的是简化治疗方案,同时避免药物之间的相互作用、药物不良反应及可能导致死亡的发生。

四、护理措施

1. **心理护理** 与患者多沟通,了解患者的心理状态,及时、有效地进行心理疏导;在治疗、护理操作时既要严格执行消毒隔离措施,又不要表现出恐惧心理,并注意保护患者隐私,使患者树立战胜疾病的信心,积极配合治疗;鼓励患者珍爱生命、遵守性道德,充分利用有效的社会资源及信息,积极地融入社会;教育患者家属、亲友正确对待患者,并增加与患者沟通的机会,帮助患者增加必要的社会联络,获取社会支持,帮助他们树立生活的信心,同时注意自我防护,防止 HIV 的进一步传播。

2. **休息与活动** 将患者安置于清新、安静、舒适的隔离病房内,采取严格的血液、体液隔离措施,实施保护性隔离,防止各种机会性感染。急性感染期、艾滋病期患者应绝对卧床休息;无症状感染者可从事正常工作、学习,但应避免劳累;症状明显的患者应卧床休息,护理人员协助患者做好生活护理,患者待症状减轻后可逐步起床活动,动静结合,适当进行一些力所能及的活动,使活动耐力逐步提高。

3. **饮食护理** 创造良好的进食环境,鼓励患者摄取高热能、高蛋白、高维生素、清淡易消化饮食。呕吐者可遵医嘱在饭前 30min 给予止吐药,腹泻但能进食者应给予少渣、少维生素、高蛋白、高热能、易消化的流食或半流质饮食;鼓励患者多饮水或者果汁、各种肉汤等;不能进食、吞咽困难者给予鼻饲或遵医嘱静脉高营养;每周测 1 次体重。

4. 病情观察　观察生命体征、神志、营养状况、体重等；密切观察发热的程度，有无肺部、胃肠道、中枢神经系统、皮肤黏膜等机会性感染表现和恶性肿瘤等。及早发现，及时治疗。

5. 症状护理　患者可出现体重下降、乏力、发热、咳嗽、胸闷、气促、腹泻等症状，并持续多日以上，导致生活质量和治疗信心受到严重影响。

(1) 咳嗽、咳痰的护理：持续低流量吸氧，以减轻患者呼吸困难及焦虑感，并指导患者进行呼吸锻炼，采取雾化吸入，促进有效地排痰。

(2) 腹泻的护理：对腹泻患者遵医嘱给予抗生素、止泻药，严重者静脉补液，以维持水、电解质平衡；同时做好肛周护理。对发热患者做好相应的护理。对呼吸困难、发绀者给予吸氧，协助患者取舒适体位以利呼吸，遵医嘱使用有效抗生素。

(3) 皮肤及黏膜护理：加强皮肤、口腔护理，预防继发感染。床铺应平整、干燥、清洁，对卧床不起的患者定时翻身、拍背以防发生压力性损伤和肺部感染；注意口腔黏膜破损或继发感染，必要时遵医嘱给予抗生素，口唇干裂时可涂润滑剂。

6. 用药护理　艾滋病合并结核分枝杆菌感染，两种疾病相互影响、互为因果。结核病合并艾滋病患者的治疗原则和方法与结核病患者相同，结核病可以治愈，但复发率与病死率更高，抗结核治疗及抗 HIV 治疗可提高患者的生活质量及延长生命。

(1) 及早进行规范抗结核治疗，化疗应遵循早期、联合、适量、规律、全程的原则。

(2) 告知患者应坚持规律用药，完成规定疗程，90% 以上的初治肺结核患者是可以治愈的，坚定患者治疗的信心。

(3) 护理人员应注意做好用药指导。抗结核药和抗 HIV 药均有不良反应，患者常常因药物的不良反应而中断治疗，用药过程中注意观察有无胃肠道反应、肝毒性、肾毒性、神经系统毒性，出现反应及时报告医师，并配合处理。

五、出院指导

1. 注意个人卫生，尽量避免到公共卫生场所，不要接触有传染性疾病的患者。颈部淋巴结肿大、有皮疹者不要穿高领、紧身衣服及用手搔抓，以免擦破皮肤导致感染。教会家属与看护人掌握自身防护的知识和方法，直接参与护理者应注意皮肤有破损时不能接触患者，孕妇、儿童应尽量避免接触患者。

2. 预防疾病传播指导，要控制 HIV 传播，必须做好预防疾病传播的指导，根据患者受感染的途径，有针对性地帮助和指导他们避免接触不良行为，如通过静脉注射毒品的患者劝其戒毒，节制性生活，双方均为 HIV 感染者进行性生活时使用避孕套，可防止其他致病菌交叉感染，注意避孕，禁止哺乳、献血、捐献组织和器官；生活中发现皮肤、黏膜损伤要妥善包扎，防止血液污染物品；控制结核病传播，对肺结核合并艾滋病患者，注意呼吸道隔离，防止结核病传播。

3. 艾滋病和结核病治疗过程中都必须长期服药，患者出院后常会遇到药物的不良反应，出院前应指导患者正确用药，遵医嘱定期复查肝肾功能。告知科室电话，方便患者及时咨询及倾诉，及早发现患者的不良心理反应及不适感，采取相应措施，从而提高患者生活质量。

第十四节 耐药结核病护理常规

耐药结核病(drug-resistant-tuberculosis,DR-TB)是指由耐药结核分枝杆菌引起的结核病,结核分枝杆菌耐药是指结核病患者感染的结核分枝杆菌被体外药物敏感试验证实对一种或多种一线抗结核药耐药。通过实验室分类和WHO关于《耐药结核病规划管理指南伙伴手册》分为以下两大类。

1. **实验室分类** 从实验室细菌学及耐药产生原因对结核分枝杆菌耐药进行分类。

(1)原发性耐药:指从未接受过抗结核药物治疗的结核病患者感染的结核分枝杆菌对一种或多种抗结核药物耐药,包括感染了已经耐药的结核分枝杆菌及感染的敏感结核分枝杆菌在体内发生了基因突变而产生了耐药。

(2)获得性耐药:指抗结核药物治疗开始时结核病患者感染的结核分枝杆菌对抗结核药物敏感,但在治疗过程中发展为耐药。获得性耐药多是由于治疗不当等因素使原来敏感的主体菌群被杀灭,而少数耐药突变株成为优势菌群形成的。

(3)初始耐药:已知结核病患者感染的结核分枝杆菌对一种或多种抗结核药物耐药,但其治疗史不详,包括原发性耐药和一部分未被证实的获得性耐药。

(4)天然耐药:指结核病患者感染的结核分枝杆菌在接触药物以前发生了基因突变,从而对药物产生耐受。其形成过程是结核分枝杆菌野生株在持续增殖过程中所产生的少数耐药菌株。这种耐药其实也属于原发性耐药的一种,这种菌株也称为野生型耐药突变株。

2. **WHO分类** 2014年WHO在《耐药结核病规划管理指南伙伴手册》中将耐药结核病分为以下5种。

(1)单耐药结核病(MR-TB):指结核病患者感染的结核分枝杆菌体外药物敏感性试验(DST)证实对1种一线抗结核药物耐药的结核病。

(2)多耐药结核病(PDR-TB):指结核病患者感染的结核分枝杆菌体外DST证实对1种以上一线抗结核药物耐药(但不包括同时对异烟肼和利福平耐药)的结核病。

(3)耐多药结核病(MDR-TB):指结核病患者感染的结核分枝杆菌体外DST证实至少同时对异烟肼、利福平耐药的结核病。

(4)广泛耐药结核病(XDR-TB):指结核病患者感染的结核分枝杆菌体外DST证实除至少同时对异烟肼和利福平耐药外,还对任何氟喹诺酮类抗菌药物产生耐药,以及3种二线注射药(阿米卡星、卡那霉素或卷曲霉素)中的至少1种药的结核病。

(5)利福平耐药结核病(RR-TB):指结核病患者感染的结核分枝杆菌体外DST证实对利福平耐药的结核病,包括任何耐利福平的结核病,即利福平单耐药结核病、利福平多耐药结核病、利福平耐多药结核病、利福平广泛耐药结核病。

一、病因

耐药结核病的产生主要由于用药不合理,使结核杆菌数量快速下降又增加,产生耐药变异菌的概率增加,从而产生耐药性。

二、临床表现

耐药结核患者较普通结核患者全身中毒症状重。

1. 全身中毒症状

(1)发热:表现为午后低热,患者体温一般为 37～38℃。

(2)盗汗:指患者熟睡时出汗,觉醒后出汗停止,夜间盗汗较多。

(3)疲乏无力:大多数患者疲乏无力,食欲缺乏等症状。

(4)体重减轻:由于结核患者常出现食欲缺乏,以及慢性发热消耗等导致体重下降。

(5)合并感染:耐药结核合并感染时体温往往＞38℃。

(6)内分泌功能紊乱:多由于结核菌代谢产物的作用导致内分泌紊乱,表现为女性的月经紊乱和闭经。

2. 呼吸系统症状

(1)耐药结核病患者多因结核病特异性炎症浸润、渗出表现为少量白色黏液痰,合并感染时表现为黄色黏痰。少数人痰中带血丝或小血块。

(2)肺部检查,肺部呼吸运动减弱,叩诊呈浊音,听诊时呼吸音降低。耐药重症肺结核患者患侧胸廓塌陷,气管和纵隔移位,叩诊浊音,听诊呼吸音降低或有湿啰音,对侧有肺气肿体征。

(3)耐药重症肺结核呼吸功能受损,发生气胸、大量胸腔积液时,可出现渐进性呼吸困难。

三、治疗原则

1. 耐药结核必须坚持早期、联合、规律、适量、全程的用药原则,目前临床常用治疗方案如下。

(1)单耐异烟肼:6-9R-Z-E-Lfx。

(2)耐多药:3S-R-Lfx-Z-E/9RLfx-Z-E。

(3)多耐药:3S-R-Lfx-Z-Pto/15R-Lfx-Z-Pto。

(4)利福平耐药短程治疗方案:4-6Am-Mfx-Pto-Cfz-Z-高剂量 H-E/5Mfx-Cfz-Z-E。

(5)利福平耐药长程治疗方案:6Lfx-Bdq-Cfz-Cs-Z/12-14Lfx-Cfz-Cs-Z。

备注:入选标准,利福平短程治疗方案仅限于未接受或已接受二线抗结核药物不足 1 个月的新诊断患者。如果治疗 6 个月痰培养仍为阳性,患者出现新的耐药,应转入长程个体化治疗方案。

2. 对症治疗,包括降温、止咳、化痰、镇静、止血等治疗。

3. 手术治疗手术指征为:厚壁空洞化疗长期不闭,仍然排菌者;直径＞3cm 的结核球与肺癌鉴别困难者;继发支气管扩张长期排菌或咯血者;结核性脓胸和(或)支气管胸膜瘘经内科治疗无效且伴同侧活动性肺结核者。

四、护理措施

1. 监测　严密观察患者病情变化,按时监测生命体征的变化。

2. 用药护理

(1)向患者讲解抗结核药的使用原则,应坚持早期、联合、适量、规律、全程的原则,嘱患者及家属切记服药要求和谨遵医嘱。

(2)观察药物不良反应,严密观察患者有无胃肠道反应、耳鸣、聋、眩晕、视力减退或视野缺损、手足麻木、皮疹等。出现上述症状,及时通知医师。

3. 饮食护理

(1)耐药结核病为慢性消耗性疾病,疗程较长,应给予高热能、高蛋白、富含维生素、易消化饮食,如瘦肉、鸡蛋、牛奶、豆制品,新鲜蔬菜和水果等。

(2)耐药结核患者服药种类较多,在开始服药时,尽量减少或禁止海鲜类食物的摄入,服药无过敏后,再进食海鲜类的食物。

(3)当发现患者肝功能和消化功能较差时,要适当限制脂肪的摄入量,减少不良反应。

4. 消毒隔离

(1)耐药患者尽量安排单间居住,与其他患者分开治疗,防止耐药结核分枝杆菌在医院内传播。

(2)告知患者不要随地吐痰,咳嗽、打喷嚏时要用手帕遮住口鼻,将痰液吐在纸内,包好后放入黄色痰袋内统一处理,减少结核分枝杆菌的传播。

(3)护理人员应做好自身防护,进入病房穿隔离衣,佩戴帽子、N95 口罩等做好手卫生。

5. 生活护理

(1)制订合理的作息计划,保证充足的睡眠,有发热和中毒症状的患者应卧床休息,在病情稳定期,可进行户外有氧活动,如打太极、散步。

(2)耐药结核病患者生活中应禁烟、禁酒,居住环境保持通风、干燥。

6. 心理护理 耐药结核治疗用药时间长,患者常惧怕服药,应多与患者及时沟通,了解心理状态,使他们消除顾虑,树立战胜疾病的信心。

五、出院指导

1. 出院指导 护士依据出院医嘱,提前通知患者及其家属,做好出院准备工作,告知出院流程及注意事项。用药指导详细告知并写清楚所服用药物的名称、剂量、时间、用法坚持服药,注意药物不良反应。

2. 饮食指导 耐药结核是一种慢性消耗性疾病,应多食高热能食物,少食辛辣、生冷、油腻食物,戒烟酒。

3. 消毒隔离

(1)耐药肺结核患者要与家人分室居住,居室内定时开窗通风,以降低居室内结核分枝杆菌的浓度。患者被褥、衣物消毒,可采用阳光下暴晒 2h 以上,餐具煮沸消毒。

(2)耐药结核患者外出时戴口罩,做好隔离,增强抵抗力,促进机体修复能力和病灶愈合。

4. 活动与休息 指导注意休息,劳逸结合,避免重体力劳动,防止受感冒而引起呼吸道感染加重病情。

5. 定期复查 治疗中的患者应每月复查痰菌,1～3 个月拍摄 X 线胸片,每月定期复查肝、肾功能,以决定是否更改治疗方案。

6. 患者心理指导 指导患者家属关心、理解、体贴患者,让患者感受到来自家庭的关怀和温暖,告诉患者按时按量服药才能达到有效的治疗效果。

7. 电话随访 随访患者院外用药情况,督促患者定期复查。及时告知患者痰培养结果、需敏感试验等结果,及时调整治疗。

第6章

结核病患者安全用药护理

第一节　结核病患者常见药物不良反应

一、异烟肼

异烟肼(LNH)在体内主要经乙酰化方式代谢,在慢乙酰化者中肝中 N-乙酰转移酶(NAT2)活性低,因此在具有慢乙酰化遗传素质的患者中,应用异烟肼后出现不良反应的概率要高于快乙酰化者,74.4%的中国人为快乙酰化者,异烟肼引起的主要不良反应有以下几点。

1. 周围神经炎　表现为四肢感觉异常,肌肉痉挛等。
2. 中枢症状　欣快感、兴奋。记忆力减退、抑郁、中毒性脑病、癫痫发作等。
3. 肝损害　表现为转氨酶升高,极少有黄疸出现,发生急性重型肝炎或肝萎缩者更为罕见。
4. 内分泌失调　男性乳房增大、库欣综合征、月经不调、阳痿等。
5. 血液系统　贫血,白细胞、血小板减少等。
6. 变态反应　皮疹、药物热。

二、利福类(利福平/利福喷汀,RFP/RFT)

利福喷汀与利福平均为利福类抗结核药,作用机制相同,但利福喷汀对结核分枝杆菌生长延迟时间明显长于利福平,可间歇用药,故其不良反应虽与利福平相同,但出现的程度要轻。

1. 肝损害　多为一过性转氨酶升高,可出现黄疸,亦可引起急性坏死性肝炎。
2. 胃肠道　恶心、呕吐、腹痛、腹泻等。
3. 变态反应　间歇疗法或治疗间断后再用药时易发生变态反应,表现为流感样综合征等。
4. 血液系统　骨髓抑制,白细胞、血小板减少,急性溶血性贫血。
5. 神经系统　头晕、头痛、疲倦等。
6. 其他　血压升高、心律失常、关节肿胀。

三、吡嗪酰胺(PZ)

1. 肝损害　吡嗪酰胺的肝毒性与剂量、疗程有关。用量大、疗程长不良反应较多见,表现为肝大、压痛、转氨酶升高,偶可因肝坏死而造成死亡。

2. 关节痛　吡嗪酰胺代谢产物吡嗪酸能抑制肾小管对尿酸的清除作用,使尿酸升高,停药48h内恢复正常。

3. 胃肠道反应　纳差、恶心、呕吐。

4. 变态反应　偶见发热、皮疹、对光过敏、皮肤暴露部位呈鲜红色。

四、乙胺丁醇(EB)

1. 视神经炎　是乙胺丁醇最多见的不良反应,表现为视力下降、视野缩小、眼球运动疼痛、干燥感、异物感、辨色力减弱等。出现视神经炎应立即停药。

2. 其他神经系统反应　周围神经炎,表现为下肢麻木、异物爬行感、感觉过敏及活动障碍,个别可出现听神经损害、听力障碍、声带麻痹等。

3. 变态反应　皮疹,严重可到剥脱性皮炎,血小板减少性紫癜,支气管痉挛导致呼吸困难、过敏性休克等。

4. 其他　关节痛、低钙血症、消化道反应、阿斯综合征、帕金森等。

五、链霉素(SM)

1. 耳毒性　以前庭损害较多见,耳蜗损害较迟发生。表现为眩晕、运动失调、聋、耳鸣。

2. 肾毒性　多见蛋白尿、管型尿,少数出现肾功能减退。

3. 变态反应　皮疹、发热、嗜酸性粒细胞增多、血管神经性水肿、剥脱性皮炎、过敏性休克等。

4. 口唇、面或四肢麻木　与链霉素本身及所含杂质有关。

5. 骨髓抑制　粒细胞、血小板减少,再生障碍性贫血。

6. 神经肌肉接头阻滞作用　链霉素对神经肌肉机制正常者的阻滞作用不强,但在同时应用肌肉松弛药或麻醉药者,则可能发生神经肌肉接头阻滞现象,表现为急剧出现的呼吸停顿。

六、卡那霉素及阿米卡星(KM/AK)

1. 耳毒性　很少损害前庭器,主要损害耳蜗,听力减退,聋多为双侧,少数为永久性聋。

2. 肾毒性　卡那霉素应用早期即可出现,常持续存在,停药后可迅速消失。

3. 变态反应　嗜酸细胞增多多见,药物热、皮疹不常见,偶可见过敏性休克。

4. 其他　卡那霉素可暂时损害舌咽神经,表现为舌后1/3味觉丧失,也有可能阻滞神经肌肉接头,偶可引起白细胞减少,凝血酶时间延长。

七、卷曲霉素(CPM)

1. 听神经损害　耳鸣、听力下降、聋,很少影响前庭功能。

2. 肾毒性　表现为蛋白尿、血尿、尿中白细胞增多、BUN升高、肌酐升高,肾损害为可逆性。

3. 电解质紊乱　低血钾、低血镁、低血钙、碱中毒。

4. 其他　麻木、恶心、呕吐、食欲减退、一过性转氨酶升高、皮疹、过敏性休克、神经肌肉接头阻滞作用等。

八、对氨水杨酸钠(PAS)

1. 胃肠道反应　恶心、呕吐、纳差、上腹疼痛或灼热感、腹胀、腹泻,甚至胃溃疡及出血。
2. 变态反应　皮疹、药物热、剥脱性皮炎、流感样综合征、淋巴结肿大、过敏性肺炎、过敏性休克、嗜酸细胞增多、白细胞增多或类白血病反应、肺结核病灶周围炎等。
3. 肝、肾损害　转氨酶轻、中度升高,严重可引起急性重型肝炎。蛋白尿、腰痛、尿频、尿痛,少数出现肾衰竭。
4. 内分泌障碍　甲状腺功能减退、黏液性水肿、甲状腺代偿性肥大、血糖降低、男性乳房肥大。

九、丙硫异烟胺(1321TH)

1. 消化道反应　口腔有金属味道,恶心、呕吐、腹泻、口角炎、舌炎及肝功能障碍。
2. 精神神经系统　抑郁、自杀企图、失眠、皮肤蚁走感、周围神经炎、复视。
3. 皮肤黏膜　痤疮、脱发、皮疹、色素沉着。
4. 内分泌改变　男性乳房女性化、甲状腺增生、月经紊乱、低血钾、阳痿。
5. 其他　直立性低血压、粒细胞减少。

十、喹诺酮类药物

1. 胃肠道反应　恶心、呕吐、腹部不适或腹痛、腹泻等。
2. 神经系统反应　头痛、头晕、失眠等。
3. 超敏反应　皮疹、瘙痒、药物热等。
4. 骨骼肌肉系统　主要表现为肌肉酸痛、肌腱疼痛,甚至断裂。另其可影响骨形成,故儿童、孕妇禁用。

十一、固定剂量复合剂

固定剂量复合剂为2种或3种抗结核药物组成的复方片剂,其不良反应与组成复合剂的单药相同。

第二节　结核病患者用药原则

合理的用药可使病灶内的结核分枝杆菌消失,最终达到临床治愈和生物学治愈。结核病的治疗原则是早期、联合、适量、规律、全程。

1. 早期　早期病变可逆,治疗效果最好,同时早治还可减少传染源的危害。
2. 联合　一般治疗应采用2种或2种以上的抗结核药物联合应用,可延缓耐药的产生及增加药物的协同作用,达到较理想的治疗效果。
3. 适量　采用既能发挥其有效抗菌作用,而不发生或少发生不良反应的适宜剂量。剂量过小,既影响疗效又容易导致耐药性的产生,剂量过大则易发生不良反应。
4. 规律　化学治疗成功的关键在于在规定的时间内有规律、不间断地用药,坚持按规定的化学治疗方案进行治疗。

5. 全程　患者按规定的治疗方案完成疗程。如短程化学治疗 6 个月或 9 个月,标准化学治疗 1～1.5 年。不能提早停药或随意更换药物。

第三节　结核病患者安全用药护理

1. 一定要坚持用药　向患者介绍结核病的治疗原则,理解长期用药的原则并按治疗方案服药。没有症状也不能自行停药或不按时吃药,避免复发和耐药。结核病患者服药后最快 2 周,慢者 1～2 个月,咳嗽、咳痰的症状就会好转,甚至完全消失。这时很多患者会误以为已愈,自行停药或不按时服药,这样都是不行的。结核病患者一定要坚持服药 6～9 个月,才能把结核分枝杆菌完全杀死,要是中途停药,结核病很容易复发,甚至更严重的情况耐药。因此,结核病患者一定要坚持服药,直到完全治愈。

2. 运用全程督导管理对肺结核患者进行服药指导　全程督导管理是一种治疗和管理肺结核患者的有效方法,是指患者在治疗全过程中由医务人员或亲友直接面试下服用每剂抗结核药物。如果没有服药,争取在 24h 内补服;督促并提醒患者按时服药,当患者建立起按时服药习惯应予以鼓励,并反复强调坚持规律、合理化疗可彻底治愈。患者每次服药后要及时填写肺结核患者治疗记录卡;要了解患者在治疗期间有无不良反应,出现不良反应时,要督促患者找医师进行处理;同时还要督促患者按时进行复查。全程督导管理的方式主要用于对传染性肺结核患者,它是保证患者全程规律用药最有效的管理措施。

3. 在结核病药物治疗中采用顿服用药　经过研究发现,每日一次顿服结核药物的效果明显优于分两次服用的效果。这是因为一日剂量一次服用能达到较高的高峰血浓度,而分次服用只是在不同时间维持血清一般浓度。现在很多抗结核药物(如异烟肼、利福平、乙胺丁醇等)都是每日剂量一次顿服应用,以便获得高峰血浓度,提高治疗作用。患者用药简单方便,对提高患者坚持规律服药起到促进作用,也为推行短暂督导化疗及不住院化疗创造了有利条件。

4. 密切观察患者用药后的不良反应并做好用药指导　按时监测药物不良反应,及时就医处理。抗结核药物的不良反应比较常见,其发生率排序为胃肠道反应、肝损害、肾损害、关节损害、神经系统反应、过敏反应、血液系统反应等,其中以胃肠道反应比例较大,肝损害较为严重,尿酸增高也常见。这些不良反应有时会影响短程化疗的应用。服药期间每月需复查肝功能,一旦出现不良反应要督促患者及时和医师联系,在医师指导下采取相应的措施。例如,加用相应的辅助用药,必要时可以短暂停用抗结核药。

第 7 章

结核病患者延续性护理

第一节 延续性护理的概述

一、概念

传统概念认为,对患者的护理只限于住院患者,出院后就终止了护理服务。虽然患者的大部分健康问题在住院期间已经解决,但是很多患者回家后仍然出现很多健康问题,因此出院后的患者仍然有很高的健康照顾需求。延续性护理是整体护理的一部分,即住院护理的延伸,使出院患者能在恢复期中得到持续的卫生保健,从而促进患者的康复,减少因病情恶化出现再住院的需求,增加卫生服务成本。

延续护理是将住院护理服务延伸至社区或家庭的一种新的护理模式,它是对患者在不同医疗机构之间转移期内健康问题和健康需求的关注和应对。

二、发展

美国老年医学会(American Geriatrics Society)将延续性护理定义为:设计一系列护理活动,确保患者在不同健康照顾场所之间转移或不同层次健康照顾机构之间转移时所接受的健康服务具有协调性和连续性,预防或减少高危患者健康状况的恶化。

(一)国外现状

20 世纪 80 年代,美国老年患者及慢性病患者不断增多,相应医疗负担和医疗费用呈现不成比例的高速增长,政府决策者、纳税人及其他利益相关机构开始致力于协调健康服务的改革。作为对政府决策和患者需求的回应,1989 年美国宾夕法尼亚护理学院率先开展了一项为提早出院的老年患者提供延续护理干预的临床试验,取得了减少患者再次返院次数和降低医疗花费的显著效果。

1994 年,美国宾夕法尼亚大学护理学院 Naylor 研究团队提出,“延续护理”(transitional care)是指在安全和及时地协助患者从急性期过渡到亚急性期,或由医院转移到家庭这一过程中所提供的护理照顾,其主要研究的是高级实践护士(advanced practice nurse,APN)主导的延续护理模式,将该模式总结为综合性的出院护理计划和疾病康复过程中的护理随访,并认为其核心是延续护理护士执行一系列护理活动,通过提高患者及其照顾者的自我护理能力,达到降低卫生服务费用(如短期内再次返院及频繁访问急诊)、改善患者健康和提高患者满意度的目的。

2000 年,美国科罗拉多大学医学院开始开展"老年患者延续护理干预"的系列研究。该研究小组制订的干预方案为出院前及出院后 4 周的系列护理活动,由 APN 管理和跟踪老年患者从医院直至回归家庭的这一过程,通过提高患者及照顾者的自我护理能力,获得了减少出院后 5 个月内的再次返院率和医疗花费的效果。该小组的延续护理方案注重以下 4 个内容。

1. 教会患者药物自我管理。

2. 动态地评估和记录患者的健康状况。

3. 及时地提供初级保健和专科护理跟进。

4. 早期识别和有效应对病情恶化的危险因素。

2015 年,Emmi Solutions 作为一家提供患者参与护理的医疗健康软件服务商,其分析报告指出美国当下的医疗护理转移面临糟糕的护理协调和极高的再入院率。

(1)糟糕的护理协调:每年因医疗护理转移中糟糕的护理协调而花费的金额高达 250 亿～450 亿美元;在 30 天内再入院患者,50%在首次入院和再入院之间没有收到任何来自医护的联系;66%～88%的医护没有拿到患者出院概要;2/3 的医护声称其在护理协调和患者教育方面接受的训练不够。

(2)极高的再入院率:每年可避免的再入院花费高达 250 亿美元;76%的再入院可以避免;1/5 出院后 3 周内经历不良事件;18%的患者在出院后 30 天内再入院;90%的再入院未在计划中;患者如果不自我护理,再入院的可能性会高达 2 倍。

(二)国内现状

2002 年,中国香港理工大学黄金月教授将 APN 主导的延续护理模式引入中国香港,采取出院前健康教育和出院后护理随访的干预方案,开展了糖尿病、晚期肾病、慢性阻塞性肺病、冠心病、老年慢性病患者等多个延续护理研究,并在此基础上发展了"4C"的延续护理模型。"4C"指护理服务的全面性(comprehensiveness)、协调性(coordination)、延续性(continuity)、协作性(collaboration)。该小组分析了延续护理模型取得成效的 4 个因素。

1. 个人由身体、心理、社交、灵性 4 部分组成,个人与家庭/社会持续相互影响。

2. 个人可激活内在资源,若内在资源运用恰当,可有效提升个人整体安康。

3. 社会资源,如家庭、医护人员和社区的支持,可促进个人整体健康。

4. 与他人、家庭、医护人员和社区建立伙伴关系可令过渡期健康护理达到最佳效果。

2014 年,北京市医院管理局对北京肿瘤医院、积水潭医院、安贞医院、北京妇产医院等 14 家医院的 6309 名出院患者进行了抽样调查,涉及 9 个住院科室。调查结果显示,68%的患者在出院后有"延续护理"需求,如其内容包括如何居家康复、疾病的注意事项等。

(1)六成患者出院后未获护理:存在至少 1 项专业护理需求的占 68.24%,有近半数表示有 3 项以上的护理需求;在存在延续护理需求中,已接受过出院后延续护理服务的患者占 41.69%;有近六成有延续护理需求的患者未得到满足。

(2)延续护理服务内容:排在前 3 位的需求分别是所患疾病相关知识、复诊(复查)方面的指导及出院后的日常生活指导;不同科室的出院患者对于这三种服务的需求均处在较高水平;普通外科、肿瘤科出院患者对管路维护和伤口造口的护理需求较大;对康复指导需求最大的是骨科出院患者;对药物指导需求最大的是心血管内科出院患者,其次为神经内科出院患者。

(3)社区护士后续护理仅占 3%:患者已接受的延续护理由社区护士提供的比例很低;由所在医院护士提供延续护理的占 69.44%;由所在社区护士提供延续护理的占 2.99%;还有一

部分人得到的延续护理服务来自医学网站或家人、朋友。

(4)培训社区护士提供延续护理:制定延续护理服务政策,同时加强社区护士的培训,并采用电话、微信等更多途径及方法,为出院患者提供延续护理服务;患者对延续护理需求高,但获满足程度低;较多患者存在多种护理需求。多数出院患者并非需要面对面或者入户的护理指导,很多时候只需一个电话就能解决问题。

自 2008 年始,延续护理服务在国内得到了广泛关注,各大医院研究数量明显增多,且主要以慢性疾病为主,涉及脑卒中、糖尿病、高血压、肿瘤、慢性阻塞性肺疾病、心血管病等多种疾病,体现在延续护理的干预措施:出院前干预(护理评估、健康宣教)和出院后干预(电话随访、家庭访视、护理门诊、居家护理指导等)。

目前来看,大部分医院把电话随访、家庭访视相结合,以互相取长补短。我国社区护理和延续护理的发展正处于起步阶段,如何借鉴国外的先进做法来促进其有机结合,促进延续护理的发展,有待深入探讨和进一步实践。

(三)国内积极探索

国内处于探索阶段,医院的延续护理仍停留在电话随访、到家访视和复诊,护理干预多是实验手段,用于科研;业内推出的产品多倾向于为老年人提供 O2O 模式的上门护理、陪诊、护工服务,护理质量无法保证、流程效率低下和护理水平参差不齐;在国内,延续护理的发展趋势将集中在专科护理,配合上下级医院分级诊疗的护理转介,到家护理服务,慢性病护理。

延续护理是近年来医院较为看重的工作内容,都有投入人力和财力的预算,侧重上下级医院的护理转介,会延伸出三甲医院对下级医院护士的培训和指导;而直接面向出院患者,提供护理服务,还处于探索阶段。

(四)国外快速发展

国外处于快速发展阶段,针对糟糕的护理协调和极高的再入院率,已有相对成熟的解决方案,包括国家政策、市场参与者和资本方都有不同程度的投入和产出;市场上已涌现出针对不同年龄层次的患者、医护环节及线上线下推出的创新产品、服务组合和商业模式,如Honor、CareMore、CareZone、HomeHero、LindaCare、WellFrame 等;在国外,延续护理的发展趋势将集中在全科护理,家庭护理,患者在医院和医院、医院和家庭之间的高质量医疗护理转移。

三、类型

延续性护理分为 3 种类型。

1. **信息的延续**　对患者信息,包括过去发生时间和个人情况的使用,使当前的照顾适合每一个人。

2. **管理的延续**　对患者不断变化的需求做出反应,对患者的健康状况实施的一种连续、一致的管理方法。

3. **关系的延续**　患者与一个或者多个卫生服务提供者之间的一种能够持续的治疗性关系。

四、内容

延续性护理并不强调为出院后的患者直接提供长期护理,而是帮助患者及家属提高自我护理能力,对患者的指导内容以循证为依据,通常包括药物指导:药名、药物的不良反应、服药方法、协调用药等;饮食指导:根据患者的病情、饮食习惯、支付能力等提供个性化指导;症状管理与识别:出院后病情恶化症状识别及应对;居家环境评估提供相应建议:辅助器具的使用、康复的训练等;社区资源的利用;对有需要的患者及家属帮助联系居家护理及社区工具等。

第二节 以家庭为中心的护理

对肺结核有一定了解的人都知道,肺结核是一种慢性疾病,要想治愈肺结核是需要很长一段时间的,只能在发病初期的时候将病情控制住,然后通过日常的调理慢慢地休养,在治愈之后还要多加锻炼防止肺结核再次复发,那肺结核在治疗的时候有哪些家庭护理常识呢?

一、出院护理

1. 遵从医嘱 出院时,应遵从医师根据患者病情情况制订的维持治疗方案,了解药物的剂量、用法、疗效及可能出现的不良反应。以后的 4～7 个月一般是将异烟肼、利福平联合应用,晨起空腹口服,不能漏服或中断。若出现周围神经病变及眩晕、失眠或惊厥等中枢神经病变时,应及时去医院检查治疗,并每个月复查一次肝功能,3 个月复查 1 次 X 线胸片。

2. 预防感冒 肺结核患者,机体抵抗力下降,容易感冒,因此应积极预防呼吸道感染,居室应定期用醋或中药艾叶、苍术、青蒿、贯众等熏蒸消毒。在天气变化较为明显时,还要注意增减衣服,戒烟、酒,不要劳累。

3. 补充营养 肺结核是一种消耗性疾病,因此应注意补充蛋白质丰富的食物,如各种肉类、鱼类、蛋类、奶类、豆类等,少吃油煎、产气、辛辣食物。此外,还应注意补充各种新鲜蔬菜及水果。

4. 适当锻炼 根据患者身体状况和机体恢复情况,可进行适当的体育锻炼,如晨起深呼吸运动和扩胸运动,太极拳等,既可增强体质,提高身体抵抗力,又可预防感冒。

5. 加强心理调护 只要遵从医嘱,坚持治疗,肺结核是可以治愈的。因此,家属要做好思想工作,减轻患者心理负担,消除患者对疾病的顾虑,同时鼓励患者参与社会活动,消除患者的孤独感。

二、家庭护理方法

1. 健康教育

(1)口头宣传:是最重要和最直接的教育方式,即通过与患者或家属交谈,根据患者家庭情况,与患者或家属协商制订具体居家护理措施,并传授实施方法。

(2)文字宣传:利用小册子、宣传画、黑板报、健康教育处方等宣传方式,内容通俗易懂,语言精简,反复加深印象。患者可以在候诊前后或回家后观看、查询,增加疾病护理的知识。还可借助广播、电视、电台等媒体进行结核病防治知识宣传,覆盖面广,便于患者及家属更多了解结核病的防治知识,开通咨询电话等活动,进行多种多样的健康教育。

2. 心理护理

(1)患者因病程较长、药物的不良反应、社会成员的疏远等因素,身心承受了巨大痛苦,这些问题严重影响患者的治疗效果和心理健康。家庭成员要积极支持鼓励患者,以发挥家庭最大的健康潜能,患者本人也要通过医师、书本、网络媒体等途径了解疾病知识,调整心态。

(2)解除思想顾虑,树立战胜疾病的信心。由于有很多患者对结核病的防治知识及病程缺乏足够的认知,以为得了结核病就是得了一种不治之症,特别是初次感染结核病的患者,更是求医心切,因此产生焦虑、恐慌的心理。针对这一系列心理状态,医务人员要对患者及家属讲解有关结核病的治疗方法、各种注意事项和自然疗程,使患者在第一时间内就能了解结核病的发生、发展过程,耐心交代病情,要细心观察和了解患者的心理状态及情绪变化,耐心倾听患者的心声,在精神上给予安慰,满足其被认识、被尊重的心理需要。此外,患者在生病期间易疲劳、易激惹,家属在生活上应给予体谅、支持。

3. 饮食护理　结核病是一种慢性消耗性疾病,可造成能量和营养素的大量丢失。患者表现消瘦、乏力、食欲缺乏等。营养不良又会进一步加重结核病的病情形成恶性循环,严重影响患者的临床预后。应给予高热能、高蛋白、高维生素的食物,如牛奶、豆浆、鸡蛋、鱼、肉、豆腐、水果、蔬菜等,以增强机体抵抗力。结核患者用药期间要求禁忌烟、酒,忌食辛辣、肥腻等食物。饮食以适合口味,清淡为原则,选择自己平常所喜欢的食物,可少量多餐。为避免服药带来的不良反应,应注意饮食多样化及色、香、味、形以促进食欲。

4. 用药护理

(1)肺结核患者治疗原则为早期、联合、适量、规律和全程治疗。抗结核化疗是一个长期过程,至少半年,不规则化疗或过早停药会使治疗失败或复发,因此要对患者及家属进行有关抗结核治疗方面的详细指导。用药量要适当,因药量不足,组织内药物难以达到有效浓度,且细菌易产生继发性耐药;药量过大则易发生不良反应。患者及家属切记治疗一定要持之以恒,不可随意间断或减量,停药或加大剂量。患者必须具备足够的药物纳入日常生活中,应将药物固定放置于容易看到的地方,以免漏服。

(2)服药期间注意密切观察,一旦有不良反应及时对症处理,调整治疗方案:利福平最突出的不良反应为消化道症状,可出现食欲缺乏、恶心、呕吐等,对肝的损害也不容忽视。像这种情况可调整用药时间,避免空腹用药,或加用胃黏膜保护药(复方氢氧化铝、硫糖铝)。抗结核药大多数对肝有损害,故可同时加服护肝药,并定期复查肝功能、肾功能,测听力、视力等。出现较重不良反应或较重并发症者要到医院住院治疗。

5. 生活护理

(1)休息和活动护理:结合患者自己的年龄、性别、病情、爱好、工作性质,选择适合自己的运动方式和活动时间,非活动期可进行适宜的户外活动,如散步、打太极、体操等,可吸收新鲜空气。注意多休息,预防感冒,不可熬夜工作或打麻将,可做些力所能及的事情,但不可过度劳累,否则将导致病情复发。

(2)环境护理:家庭环境应安静、舒适,保持空气新鲜和适宜的温、湿度,患者床铺要干净、平整、松软。

(3)消毒、隔离护理:不随地吐痰,不对着他人咳嗽或打喷嚏。痰菌阳性应进行呼吸道隔离。在咳嗽或打喷嚏时应用两层餐巾纸遮住口鼻,然后将纸直接焚毁,痰液多时应加消毒剂灭菌后弃去。定时进行物品和空气消毒,预防传染。

6. 就诊复查护理　定期复查。检查血常规、尿常规、肝功能、肾功能、X 线胸片、心电图、听力、痰抗酸杆菌涂片镜检等,便于了解病情变化,及时调整治疗方案。

三、结论

由于结核病病程长,住院率低,结核患者的家庭护理是结核患者门诊治疗中的一个重要补充治疗手段。通过对结核患者进行健康教育、心理护理、饮食护理、用药护理、生活护理、就诊复查护理等一系列的家庭护理指导,提高患者对结核病的认识,消除恐慌心理,树立战胜疾病的信心;保证患者的营养供给,增强患者体质和抗病能力;保证患者的规范化治疗,降低药物不良反应及减少结核病菌的耐药性;注重生活细节,提高防病能力和控制传播途径,减少新发病率;并让患者定期复查,及时调整治疗方案,监测药物不良反应,从而有效提高结核患者的治愈率,降低住院率,减少新发病率。同时,通过健康教育,让更多的患者了解我国结核病的优惠政策,消除患者的经济压力,坚持全程规律用药,促进患者早日康复。积极响应"世界防治结核病日"我国的宣传口号:"你我共同参与,消除结核危害"。

第三节　社区延续性护理

肺结核是由结核分枝杆菌引起,主要经呼吸道传播入侵机体后在一定条件下引起的慢性肺部感染疾病。近几年,我国及世界肺结核发病率又有上升趋势。它是一种慢性消耗性传染病,治疗时间长、痊愈较慢,而且抗结核药不良反应大,致使一些患者都难以坚持用药,从而影响治疗肺结核的效果。要想达到治愈肺结核的目的,单纯依靠住院的治疗和护理远远不够,为了提高患者的生活质量,积极配合治疗,做好社区护理督导非常重要。

一、用药护理

1. 肺结核治疗原则为早期、规律、联合、适量、全程,患者及家属切记治疗一定要持之以恒,不可随意间断或减量、减药,或加大剂量,患者必须具备足够的药物并将每日服药纳入日常生活中,宜将药固定放置于容易看到的地方,以免漏服。如未能按时服药,应在24h内采取补救措施及时补上,但不能一次双份剂量,以免影响血药浓度。

2. 长期服用抗结核药需注意不良反应,如利福平宜早晨空腹服用。抗结核药物大多对肝有损害,故可同时加服护肝药,并定期复查肝功能、肾功能,测听力、视力等。

3. 在服药期间,避免进食乙醇及含乙醇饮料、奶酪等,要戒烟、戒酒。

二、饮食护理

饮食治疗对此病相当重要,肺结核是慢性消耗性疾病,指导患者加强营养。在普通饮食的基础上,再给以高热能、高维生素、高蛋白饮食,如牛奶、豆浆、蛋类、肉类、蔬菜、水果等,可提高机体免疫力,增强各脏器功能。忌食肥甘、厚腻及生冷、煎炸食物。

三、休息及活动护理

患者应注意休息,非活动期可进行适宜的户外活动,如散步、打太极、体操等。可呼吸新鲜空气。在饮食、药物治疗的同时,应积极配合体育锻炼,根据年龄、性别、病情爱好选择自己合适的运动方式,以增强体质,增强抗病能力。

四、心理护理

有的患者知道自己患肺结核怕影响学习、工作、恋爱、结婚、家庭经济负担等而情绪很紧张,但患者这种情绪对疾病的恢复非常有害。因此,除医务人员应给患者做心理护理外,主要是亲人在言行上不能嫌弃,并要用语言安慰鼓励患者,创造良好的休息环境,给患者以精神的支持,使其建立起战胜疾病的信心和勇气。若能按医嘱配合治疗,肺结核是能够治愈的。

五、生活护理

1. 居室护理 患者居室要保持清静、空气流通、阳光充足、地面湿扫,保持一定湿度,避免烟尘。

2. 用具护理 衣被、书籍要经常暴晒,在强烈阳光暴晒 2h,餐具用后煮沸 30min 后再清洗,患者有单独一套生活用品。

3. 日常护理 不随地吐痰,痰吐在纸盒内用火焚烧,避免出入人口密集的公共场所或戴口罩,避免传染他人。

六、定期复查

1. 每月复查肝功能、肾功能,每 3 个月复查 X 线胸片。

2. 根据患者出院时建立的医疗后服务卡的内容,定期上门随访或电话随访,进行用药护理、饮食护理、休息与活动护理、心理护理等。对于肺结核患者,通过患者家属全面、耐心、细致的照顾和护理,随时让患者保持乐观情绪,树立战胜疾病的信心,积极配合治疗,对疾病的治愈和减少复发有很好的效果。

第8章

结核病专科抢救预案

第一节　高热惊厥抢救预案

1. 适用范围　高热、惊厥。
2. 抢救目的　通过对症治疗及护理,使患者体温迅速有效地降至 38.5℃以下,惊厥症状缓解。
3. 抢救步骤
(1)患者发生高热惊厥时,立即呼叫医师。
(2)准备好抢救物品及药品,配合医师进行紧急救治并给予吸氧。
(3)立即解开患者衣服领口,取去枕平卧位,头偏向一侧,将舌轻轻向外牵拉,必要时吸痰,保持呼吸道通畅。
(4)建立静脉通道,遵医嘱给药。
(5)床边设置防护床挡,必要时可使用约束带,用纱布包裹压舌板置于上、下臼齿之间,防止舌咬伤;注意保暖。
(6)遵医嘱行物理降温,使用退热药,并观察不良反应。
(7)加强巡视及病情观察,做好抢救记录。
(8)加强基础护理,做好患者及家属的心理护理。
4. 注意事项
(1)行物理降温时,防止冻伤。
(2)保持呼吸道通畅,防止窒息。
(3)使用保护性用具,防止外伤、坠床及舌咬伤。
(4)使用退热药后,患者大量出汗,遵医嘱补液,协助患者多饮水,防止体液不足、虚脱。
(5)患者大量出汗后,及时更换床单位,保持干燥,注意保暖。
5. 抢救流程图
(1)单人

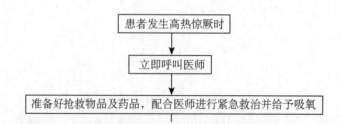

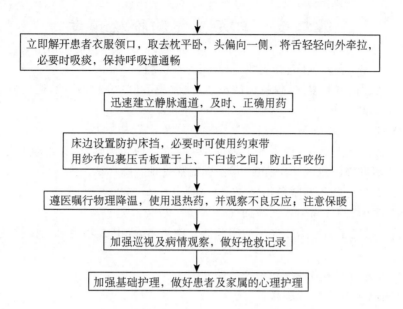

立即解开患者衣服领口，取去枕平卧，头偏向一侧，将舌轻轻向外牵拉，必要时吸痰，保持呼吸道通畅

迅速建立静脉通道，及时、正确用药

床边设置防护床挡，必要时可使用约束带
用纱布包裹压舌板置于上、下白齿之间，防止舌咬伤

遵医嘱行物理降温，使用退热药，并观察不良反应；注意保暖

加强巡视及病情观察，做好抢救记录

加强基础护理，做好患者及家属的心理护理

（2）双人

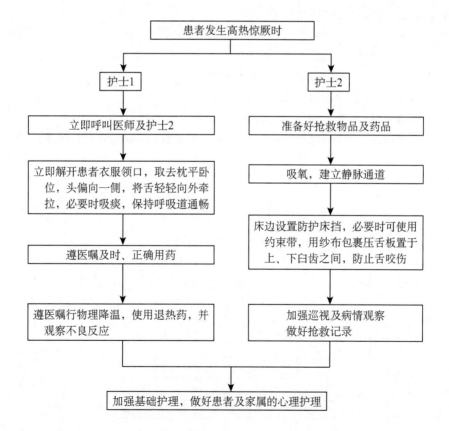

患者发生高热惊厥时

护士1

护士2

立即呼叫医师及护士2

准备好抢救物品及药品

立即解开患者衣服领口，取去枕平卧位，头偏向一侧，将舌轻轻向外牵拉，必要时吸痰，保持呼吸道通畅

吸氧，建立静脉通道

遵医嘱及时、正确用药

床边设置防护床挡，必要时可使用约束带，用纱布包裹压舌板置于上、下白齿之间，防止舌咬伤

遵医嘱行物理降温，使用退热药，并观察不良反应

加强巡视及病情观察
做好抢救记录

加强基础护理，做好患者及家属的心理护理

第二节 自发性气胸抢救预案

1. 适用范围 闭合性气胸、开放性气胸、张力性气胸。

2. 抢救目的 恢复肺复张,保持胸腔负压,改善患者呼吸困难症状,避免发生呼吸衰竭,休克,死亡。

3. 抢救步骤

(1)患者发生气胸时,给予患者取半卧位,吸氧,立即通知医师,避免移动患者。

(2)评估患者呼吸困难的严重程度,遵医嘱对症处理。

(3)配合医师做好气胸的紧急排气。

①肺压缩<20%的气胸患者无须抽气。

②抽气治疗适用于肺压缩>20%的闭合性气胸患者,尤其是患者肺功能差及发生呼吸困难时。

③闭式引流适用于张力性气胸和开放性气胸。

④必要时给予持续负压吸引排气。

(4)建立静脉通道,根据医嘱给药。

(5)观察患者呼吸困难改善情况,做好抢救记录。

(6)患者病情好转,做好健康指导。

4. 注意事项

(1)给予患者绝对卧床休息。

(2)护士要保持镇静,安慰患者,稳定患者情绪。

(3)患者咳嗽剧烈时遵医嘱给予适量镇咳药。

(4)密切观察病情,如患者出现呼吸困难加重,立即给予处理。

(5)胸腔闭式引流过程中,患者活动应避免牵拉引流管,并防止引流管扭曲、移位或脱落。

5. 抢救流程图

(1)单人

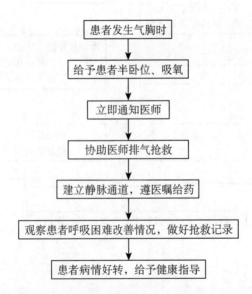

（2）双人

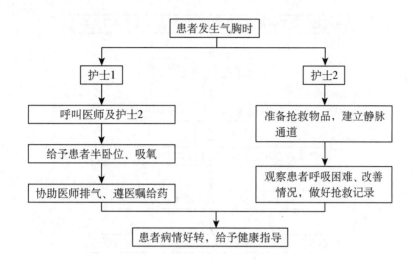

第三节　呼吸衰竭抢救预案

1. 适用范围　各种原因引起的呼吸衰竭的患者。

2. 抢救目的　纠正患者呼吸困难,改善呼吸循环功能。

3. 抢救步骤

（1）发现患者呼吸困难,表现为呼吸频率增加,出现三凹征,或者表现为呼吸费力伴呼气延长,甚至出现浅慢呼吸或潮式呼吸。出现发绀,甚至出现精神错乱、昏迷、抽搐等症状。

（2）立即通知医师,准备急救物品及药品。

（3）保持呼吸道通畅,清除呼吸道分泌物。

（4）患者取舒适且有利于改善呼吸状态的体位,一般呼吸衰竭取坐位或端坐位。

（5）建立静脉通道,遵医嘱给药。

（6）根据患者病情,配合医师建立人工气道。

（7）加强呼吸、循环及意识状态的监测,做好抢救记录。

（8）病情缓解后,积极配合医师进行抗感染治疗及纠正酸碱平衡失调。

4. 注意事项

（1）加强病情观察。

（2）充分做好抢救的准备,备好各种抢救物品及药品。

（3）任何类型的呼吸衰竭都存在低氧血症,但不同类型的呼吸衰竭其氧疗的指征和给氧的方法不同。原则是根据动脉血气分析结果,Ⅱ型呼吸衰竭应给予低浓度持续吸氧,Ⅰ型呼吸衰竭则可给予较高浓度吸氧。

（4）增加通气量、减少 CO_2 潴留,遵医嘱合理使用呼吸兴奋药,常用药物有尼可刹米、洛贝林等。指导Ⅱ型呼吸衰竭的患者进行缩唇呼吸,以减少肺内残气量,增加有效通气量。

（5）病情缓解后,加强基础护理及心理护理。

5. 抢救流程图

(1)单人

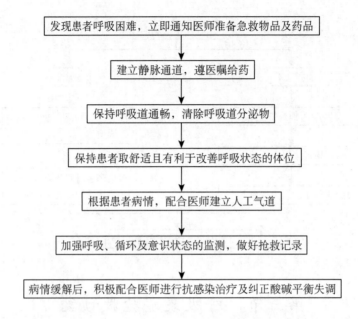

```
发现患者呼吸困难,立即通知医师准备急救物品及药品
                    ↓
         建立静脉通道,遵医嘱给药
                    ↓
        保持呼吸道通畅,清除呼吸道分泌物
                    ↓
      保持患者取舒适且有利于改善呼吸状态的体位
                    ↓
        根据患者病情,配合医师建立人工气道
                    ↓
      加强呼吸、循环及意识状态的监测,做好抢救记录
                    ↓
  病情缓解后,积极配合医师进行抗感染治疗及纠正酸碱平衡失调
```

(2)双人

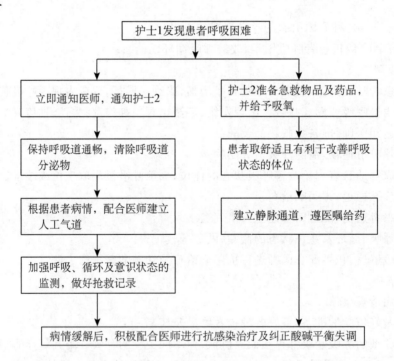

```
           护士1发现患者呼吸困难
          ┌──────────┴──────────┐
          ↓                     ↓
  立即通知医师,通知护士2    护士2准备急救物品及药品,
                              并给予吸氧
          ↓                     ↓
  保持呼吸道通畅,清除呼吸道   患者取舒适且有利于改善呼吸
  分泌物                      状态的体位
          ↓                     ↓
  根据患者病情,配合医师建立   建立静脉通道,遵医嘱给药
  人工气道
          ↓
  加强呼吸、循环及意识状态的
  监测,做好抢救记录
          ↓
  病情缓解后,积极配合医师进行抗感染治疗及纠正酸碱平衡失调
```

第四节　脑疝抢救预案

1. 适用范围　颅内压增高、脑血管疾病等。

2. 抢救目的　迅速降低颅内压、减轻脑水肿,预防减少各种并发症。

3. 抢救步骤

(1)患者出现颅内压增高症状,如剧烈头痛、频繁呕吐、血压上升、双侧瞳孔不等大、脉搏缓慢而有力,有时可伴有不同程度的意识障碍,健侧肢体活动障碍等脑疝先兆症状时,立即呼叫医师。

(2)置患者去枕平卧,头偏向一侧,保持呼吸道通畅。

(3)迅速给予高流量吸氧、建立静脉通道。

(4)遵医嘱给予脱水、降颅压药物,常用药物有 20%甘露醇、呋塞米等。

(5)患者烦躁时,要防止坠床。

(6)患者出现呼吸心搏停止时,立即心肺复苏。

(7)严密观察患者瞳孔、意识、呼吸、血压、心率、血氧饱和度的变化,必要时做好脑室引流准备。

(8)头部放置冰袋或冰帽,以增加脑组织对缺氧的耐受性,防止脑水肿。

(9)严密观察病情,做好抢救记录。

(10)患者平稳后,继续对症处理,加强基础护理。

4. 注意事项

(1)严密观察生命体征,观察有无典型的颅内压增高的体征"两慢、一高",即血压增高(尤以收缩压增高明显),脉搏缓慢、呼吸深慢,早期发现脑疝前征兆并及时处理。

(2)备好急救药品和器械,发生脑疝时及时抢救。

(3)做好安全护理,患者头痛剧烈时严格卧床休息,可适当约束头部。躁动时防止坠床,避免不必要的搬动。

(4)劝慰患者保持安静,避免情绪波动,增加颅内压力。严重脑水肿致惊厥频繁者,可静脉注射地西泮每次 2.5~10mg,或采用冬眠疗法。

(5)脱水治疗时注意液体输注速度,常用 20%甘露醇 250ml,快速静脉输入,时间不超过 30min。输入过程中防止药液外渗。

5. 抢救流程图

(1)单人

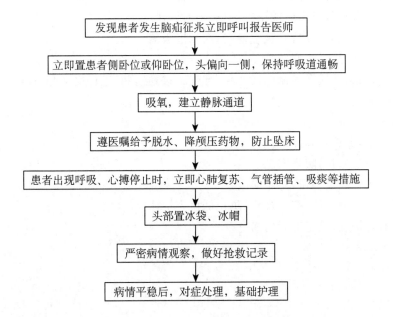

（2）双人

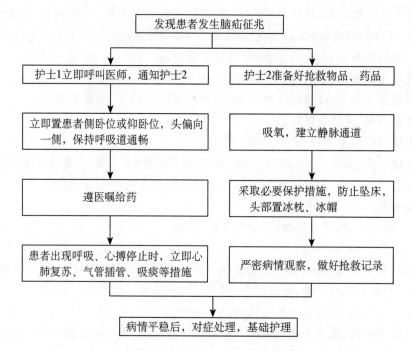

第五节 大咯血抢救预案

1. 适用范围 患者出现大咯血。

2. 抢救目的 预防窒息和休克,及时抢救患者,防止猝死。

3. 抢救步骤

（1）立即通知医师,准备急救物品,安抚患者情绪,消除恐惧心理。

（2）协助患者取头低足高位或患侧卧位,绝对卧床。

（3）清除鼻咽部积血,保持呼吸道通畅,高浓度吸氧。

（4）建立静脉通道,遵医嘱给药。

（5）观察咯血量、性质及生命体征变化,准确记录,必要时进行交叉配血给予输血。

（6）继续生命支持。

4. 注意事项

（1）根据病情,保持正确体位。

（2）保持呼吸道通畅,防止窒息。

（3）及时清除呼吸道积血,防止误吸。

（4）随时监测生命体征,密切观察,防止低血容量休克。

（5）做好心理护理,稳定患者情绪。

5. 抢救流程图

（1）单人

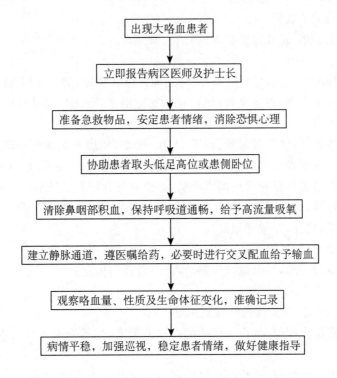

（2）双人

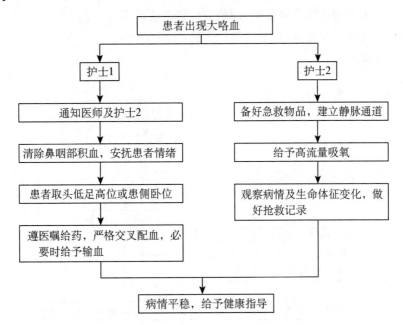

第六节 癫痫大发作抢救预案

1. 适用范围 适用于癫痫大发作。

2. 抢救目的

(1)控制、缓解症状。

（2）避免外伤或关节脱臼。

（3）保持呼吸道通畅,避免发生吸入性肺炎、窒息等。

3. 抢救步骤

（1）发现患者癫痫大发作,呼叫医师,同时立即扶患者侧卧,防止摔倒、碰伤。

（2）评估患者有无跌倒,神志是否清楚,有无气道阻塞,有无呼吸及呼吸的频率和程度,有无脉搏,循环是否充分。

（3）保持呼吸道通畅,解开其领带、胸罩、衣扣、腰带,使患者头偏向一侧,及时清理口腔分泌物和吸痰;对牙关紧闭者应放置牙垫防止舌咬伤;取下义齿,以免误吸入呼吸道;放置床边护栏防止坠床;对发绀患者用鼻导管或面罩吸氧,必要时气管切开及辅助人工呼吸。

（4）建立静脉通路,遵医嘱用药。急查血常规、血气分析,监测呼吸、脉搏和血压,保证生命体征平稳,观察意识、瞳孔,并做好记录。

（5）据情况给予导尿、插胃管。

（6）发作过后昏睡不醒,尽可能减少搬动,让患者适当休息。

4. 注意事项

（1）癫痫大发作患者,首先保持呼吸道通畅。

（2）发作时注意防止摔倒、碰伤。已摔倒在地的患者,应检查有无外伤,如有外伤,应根据具体情况进行处理。

（3）神志不清患者头侧位,使唾液和呕吐物尽量流出口外,防止窒息。

（4）发作时不要用力按压患者肢体,以免造成骨折或扭伤。

（5）发作后尽可能减少搬动,让患者适当休息,可给予吸氧。

5. 抢救流程图

（1）单人

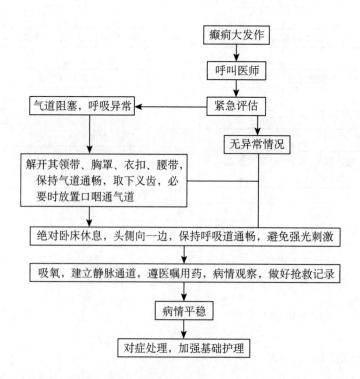

（2）双人

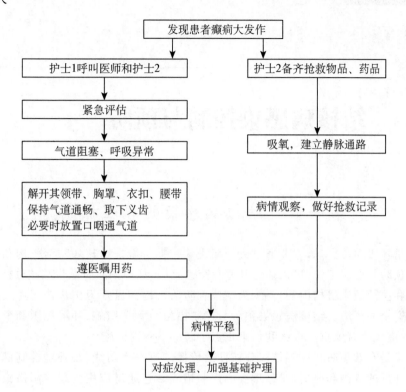

第9章

结核病感染控制与预防

第一节　结核病感染的管理控制

肺结核是呼吸道传染病,主要通过近距离飞沫传播。做好结核病防治机构和医疗卫生机构内的感染预防与控制工作,可以防止和避免交叉感染,从而预防及减少结核分枝杆菌在结核病防治机构和医疗卫生机构内的传播,为结核病防治机构和医疗卫生机构工作人员和患者及其家属提供安全的环境。结核病感染预防与控制措施由管理措施、环境控制和个人防护三部分组成,三种措施各有侧重。今天我们来重点了解一下管理措施。

管理措施是有效预防和控制结核分枝杆菌传播的第一道防线,是环境控制措施和个人防护措施顺利开展的基础和前提,是最重要的控制措施。它通过应用管理控制措施来阻止飞沫的产生,从而降低医务人员及其他陪护人员暴露于结核分枝杆菌的危险。主要包括以下几个方面。

1. 加强组织领导,重视结核病感染预防与控制　医疗卫生机构应当将结核病的感染预防与控制工作纳入到本机构感染管理的组织体系,并由业务能力较强的临床医护人员、感染管理人员组成感染控制技术小组,以加强对结核病感染控制的技术指导。

2. 开展本机构肺结核感染危险性评估　内容包括:统计本机构及机构中特定区域每年发现的传染性肺结核患者数;统计传染性肺结核患者在本机构或机构中特定区域停留时间;评估本机构或机构中特定区域是否存在导致空气中结核分枝杆菌浓度上升的因素,如环境通风、中央空调、痰液收集等方面。根据上述内容确定本机构及机构中特定区域的危险级别。易发生结核分枝杆菌交叉感染的高危环境包括:候诊室和走廊、门诊、急诊、病房、实验室和放射检查室。

3. 制定本机构的结核病感染预防与控制计划　根据本地区结核病和艾滋病流行情况、本机构的诊疗条件等,制定本机构结核病感染预防与控制计划,并确定专门机构或专人负责计划的实施。结核病感染预防与控制计划应当包括以下内容。

(1)本机构中结核病感染危险区域、危险场合的界定及危险级别的确定。

(2)采取的结核病感染预防与控制措施。

(3)所需要的基本条件和设备。

(4)涉及的相关工作人员及其职责。

(5)时间安排和经费预算。

4. 健全规章制度及工作规范　贯彻落实《传染病防治法》《医院感染管理办法》,并根据其中的相关技术性标准,建立健全结核病防治人员工作制度、接诊制度、卫生管理制度、消毒隔离制度、感染监测制度、废弃物处理制度和个人防护制度等,指定专人负责监督和检查各项管理制度的落实。

5. 开展技术培训 开展感染预防与控制、职业安全防护的技术培训,提高自我防范意识。根据结核病防治机构和医疗卫生机构工作人员的性质,为其提供有针对性的感染预防与控制培训,使他们了解感染控制工作的重要性、结核病感染预防与控制计划要采取的行动、自己在执行计划过程中的职责及起到的作用。培训分岗前培训和继续培训,对新上岗人员进行岗前培训,以后每年应进行一次知识更新的培训,培训内容根据实际情况做适当调整。

6. 开展预防结核病传播的宣传教育 在接诊肺结核患者和疑似肺结核患者时,应对其进行预防结核病传播的宣传教育,使其掌握减少结核病传播的简单方法,降低飞沫传播感染他人的可能性。

(1)咳嗽或打喷嚏时应转头,避免正对他人。

(2)咳嗽或打喷嚏时用手或纸巾遮掩口鼻。

(3)使用带盖的痰盂。

(4)与别人接触时应戴口罩。

(5)勤洗手。

对社区居民进行宣传教育,增强公众的自我保护意识。要采用宣传画、宣传栏、电视录像、宣传单和告示等不同形式,对来院就诊患者、陪护人员和探视人员,以及结核病防治机构和医疗卫生机构周边社区的居民进行预防结核病感染知识的宣传。

第二节 结核病感染的环境控制

环境控制是医疗卫生机构预防结核分枝杆菌感染的第二道防线,主要作用是运用工程学技术阻止空气中具有感染性的飞沫核的传播,降低空气中飞沫浓度。通常情况下,很难消除各类人群暴露于结核分枝杆菌的风险,这就需要在高危区域使用多种环境控制措施以降低空气中飞沫浓度。这些措施包括自然通风、机械通风、消毒和使用高效微粒空气过滤器等。这些技术若与工作实践及给药控制结合起来应用是最有效的。通风可以使用自然的(开窗)、机械的或两者混合的方法,目的是置换污染环境空气,让其他患者和医务人员吸收外界进入的新鲜空气。紫外线辐射消毒可以进一步降低空气中的细菌浓度,医疗机构的设计和建筑样式、当地的气候、机构就诊的患者数量及机构可利用的资源都是影响环境控制的因素。

1. 医院感染分区

(1)低危险区:行政管理区、教学区、生活服务区、图书馆等。

(2)中危险区:普通门诊、普通病房等。

(3)高危险区:呼吸科门诊、呼吸科病房。

(4)极高危险区:结核病门诊和病区,特别是耐药结核病病区、感染疾病(科)门诊和病房、特殊检查场所等。

2. 常用的环境控制措施

(1)开窗:实现最大的自然通风,稀释空气(最简单、最便宜的技术)。

（2）吊扇：在许多地方都已经使用，开窗时进一步加大自然通风。

（3）排气扇：在开窗及使用吊扇通风不足的情况下，排气扇可以提供定向的空气流通。定向气流是指引入"清洁"空气稀释室内结核杆菌的浓度再排出，从而减少传播的风险。通常在窗户上放置排气扇，将室内有感染颗粒的空气与室外"清洁"空气进行交换。

（4）排气通风系统：当区域风险较高且经费允许，排气通风系统可以防止污染的空气进入清洁区域，至少要提供 6 次/h 换气。最常见的方法就是使用负压设备建立通风系统，房间通过相对周边区域的负压引入外面的空气并且排出。

（5）辅助措施：如使用高效空气颗粒过滤器（HEPA）或紫外线杀菌可能会有帮助，但不能取代上面提到的环境控制措施，除非有充足的空气流通确保感染颗粒与这些设备的接触，否则这些辅助措施的作用十分有限，而且很难现场评估其效果。

（6）消毒方式

①空气消毒：紫外线照射、高效过滤装置、化学消毒相对复杂花费较高；自然通风最简单并且花费最少。

②通风（自然和机械）：能稀释空气，是最简单、最便宜的技术，可以减少工作环境中高浓度感染性颗粒最好的方法，即空气流通能够确保空气的稀释和交换。可以通过以下方法实现：室外风产生的气流；室内的热源产生对流；直接抽入空气的机械风扇；各种各样的机械通风设备理想的情况是，新鲜的空气持续进入，然后安全排到室外，每小时要进行多次空气交换。

③其他：由于气候或其他原因无法实现足够通风时，可选择性减少空气中飞沫核浓度的措施，包括试用紫外线照射杀菌，或利用空气过滤设备移走感染性颗粒。然而需要确保空气充分混合和流通，否则这些方法的效果有限。

3. 结核病感染控制区域自然通风　自然通风是一种最简单、最低廉的环境控制措施。通过打开的门窗等通路确保室内外空气流动畅通，以降低飞沫的浓度，从而控制结核感染。

在结核病传染危险的机构及机构内的特定区域，应保持良好的通风（最好是通路相对），避免通风不畅、拥挤不堪。对于自然通风不畅的房间，可对房间进行重新设计或改造，以确保有良好的通风条件。应注意的是，某一房间的通路应直接通往户外，而不是通往其他病区或候诊室。

在气候温暖和热带气候地区，卫生机构的病房和其他地点可以采用自然通风。通过打开窗户周围的空气流入房间或病房，发生自然通风（单侧或双侧自然通风）。医院、门诊、病房、房间进行最大限度的自然通风，可能是达到良好通风效果的最简单、成本最低的方法。可以使用以下各种不同的策略，候诊室、检查室及病房等应与周围的环境"开放"（如房间有顶窗或侧窗）。安排窗户有助于更好地通风，窗户应与外面环境相通而不是与其他病房相通。

吊扇有助于空气混合及流通。由于目的是稀释和交换空气而不仅仅是混合空气，因此所有吊扇应该和开窗一起协同发挥通风的作用。咳嗽时可能增加空气中感染飞沫核浓度，因此应该在通风良好的区域收集痰标本，最好是在室外并远离其他人。由于这些区域可能邻近空气流动差的建筑物、走廊或阳台，因此应该对这些区域进行关注、评价以确保有良好的空气流通。

在很多情况下，建立交叉通风是不可能的。含感染飞沫核颗粒的密闭房间有较高的风险。有窗户的房间在窗户附近可以发生气体交换，然而，通过窗户产生的空气交换较少。在这种情况下,打开房间的其他窗户或开门可以提高空气交换,但开窗或开门并不能保证良好的稀释通风的效果。使用自然通风常遇到的问题是在天气寒冷时或在夜晚,患者或医务人员要关闭窗户。天气的改变或其他阻拦气流的结构可能会改变气流的运动模式。采用自然通风的地方,通过烟雾管或其他类似措施可以很容易评估气流方向。特别是在高风险的区域,需要使用机械或其他通风措施。

4. 结核病感染控制区域机械通风　机械通风是指使空气循环和流动的设备技术的使用,是一种较复杂、较昂贵的环境控制措施。在自然通风不良或不能进行自然通风的条件下,可采取机械通风,以降低飞沫浓度。机械通风采用窗扇、排气扇等加强室内外空气的流动,或应用负压装置造成一定区域负压状态,使空气从邻近区域吸入后直接排放到室外,从而降低区域内飞沫浓度。机械通风被用在自然通风不能产生足够的气流减少感染飞沫核浓度的情况下。在感染飞沫核高浓度区域强烈推荐使用机械通风。

5. 结核病感染控制区域高效微粒空气过滤器消毒　主要适用于有限患者的较小区域或较小且相对封闭的区域。它可以随意放置或被暂时固定在地板或天花板上,以最大限度地减少室内空间的占用,但此种方式较昂贵且必须及时对过滤器进行清洗和维护。目前认为,只在隔离房间安装空气过滤器是一个较经济有效的措施。这种装置独立于中央空调系统,价格较低,而起到的保护作用可能比对整个建筑物进行过滤还要明显。总之,空气过滤在控制结核病中的作用仍然是有限的,且受经济条件的影响。

高效微粒空气过滤器可以清洁空气,合适的过滤器可以从空气中除去很多通过空气传播的微粒,可以从空气中去除接近一半的结核飞沫核。高效过滤器的维护很重要,因为随着灰尘的聚集,风扇通过过滤器过滤的空气会越来越少。这就意味着,高效过滤器良好维护有助于清洁室内空气,前提是有充足的室内混合气体、设备的空气流速与空间大小相协调。过滤器维护不良,会降低其稀释和去除空气中感染微粒的能力。

大量传染性 MDR-TB 患者的病房/房间、支气管镜检查室、痰液诱导室、痰标本培养实验室、尸体解剖室或太平间,使用机械通气时,使用足够功率的设备确保空气进入和排出房间和区域非常重要。换句话说,如果没有空气流入,也就不会发生空气排出。尽量引导空气单向流通,从而确保患者咳出的感染性飞沫核被排出而远离他人。应该保持气流从"清洁"的区域里流入,经过医务卫生工作者、患者,然后流出。空气流入区域应远离进风口从而避免"短循环",如果太近排出的废气还会造成再次的感染。

6. 结核病感染控制区域空气消毒　肺结核门诊、指定的专门实验室和放射检查和病区,可根据实际情况酌情选用下述消毒措施。空气消毒应当根据实际情况选用,并必须在无人且相对密闭的环境中进行(消毒时关闭门窗),严格按要求操作,消毒完毕后方可打开门窗通风。

(1)紫外线灯照射消毒

①可选用产生较高浓度臭氧的紫外线灯,以利用紫外线和臭氧的协同作用。一般安装紫外线灯瓦数≥1.5W/m³,计算出装灯数。考虑到紫外线兼有表面消毒和空气消毒的双重作用,可安装在桌面上方 1m 处。不考虑表面消毒的房间,可吸顶安装,也可采用活动式紫外线灯照射。上述各种方式使用的紫外线灯,照射时间一般均应>30min,每周 1～2 次。

②使用的紫外线灯,新灯的辐照强度不得低于 90mW/cm²,使用中紫外线的辐照强度不得低于 70mW/cm²,凡低于 70mW/cm² 者应及时更换灯管。

③湿度-相对湿度>70% 的房间不建议使用;一般安装紫外线灯瓦数≥1.5W/m³。照射

时间应>30min。天花板的高度2m,空气流动每日6次,紫外线灯管质量:5000～10 000h(7～14个月),灯管清洁避免皮肤、眼损害。

(2)熏蒸或喷雾消毒

①可采用化学消毒剂熏蒸或喷雾消毒,每周1或2次。

②常用的化学消毒剂

·过氧乙酸:将过氧乙酸稀释成0.5%～1.0%水溶液,加热蒸发,在60%～80%相对湿度,室温下,过氧乙酸用量按$1g/m^3$计算,熏蒸时间2h。

·过氧化氢复方空气消毒剂:市售品以过氧化氢为主要成分,配以增效剂和稳定剂等,一般用量按过氧化氢$50mg/m^3$计算,采用喷雾法,在相对湿度60%～80%,室温下作用30min。

·季铵盐类消毒液:采用双链和单链季铵盐,配以增效剂和稳定剂制成的空气消毒剂。采用喷雾法$1.2ml/m^3$(折合药物浓度$10mg/m^3$左右),作用30min。

7.结核病感染控制区域地面和物体表面的清洁和消毒 地面、物体表面应当每日定时清洁,有污染时按以下方法消毒。

(1)地面要湿式拖扫,用0.1%过氧乙酸拖地或2000mg/L有效氯消毒剂喷洒(拖地)。

(2)桌、椅、柜、门(门把手)、窗、病历夹、医用仪器设备(有特殊要求的除外)等物体表面可用2000mg/L有效氯消毒剂擦拭消毒。

(3)其他物品消毒及处理

①每个病床须设置加盖容器,装足量2000mg/L有效氯消毒液,用作排泄物、分泌物随时消毒,作用时间30～60min。

②消毒后的排泄物、分泌物按照结核病防治机构和医疗卫生机构生物安全规定处理。每天应当对痰具进行高压灭菌或高水平消毒。患者使用的便器、浴盆等要定时消毒,用2000mg/L有效氯消毒液浸泡30min。

③呼吸治疗装置使用前应当进行灭菌或高水平消毒,尽量使用一次性管道,重复使用的各种管道应当在使用后立即用2000mg/L有效氯消毒液浸泡,30min后再清洗,然后进行灭菌处理。

④每个诊室、病房备单独的听诊器、血压计、体温计等物品,每次使用前后用75%的乙醇擦拭消毒。

⑤患者的生活垃圾和医务人员使用后的口罩、帽子、手套、鞋套及其他医疗废弃物均按《医疗废物管理条例》及《医疗卫生机构医疗废物管理办法》执行。患者出院、转院、死亡后,病房必须按照上述措施进行终末消毒。

8.结核病感染环境控制措施

(1)最好给患者一间空气流通、阳光充足的房间。如无条件者,经常注意开窗通风。

(2)患者被服要经常用日光暴晒消毒,患者痊愈后房间要进行彻底消毒。

(3)患者应减少与他人接触,尽可能不到公共场所去。

(4)患者的用品、食具、痰液、呕吐物要及时消毒,特别注意患者痰液要吐在纸上或痰盂里,进行焚烧或消毒后倒去。

(5)结核病患者隔离最好方法是去肺结核专科医院住院隔离,减少对家中人员及其他人的传染机会,有益于家庭,也有益于社会。

第三节　结核病感染的呼吸防护

结核病的呼吸防护是在医疗卫生机构预防结核分枝杆菌感染的第三道防线,是管理控制和环境控制的有效补充。主要作用是防止吸入飞沫核,医务人员和患者都应接受标准原则教育和防护设备使用的培训。防护设备的选择必须对结核杆菌传播给患者或者医务工作者或者家属风险进行评估,是在管理措施和环境控制前两者不能有效降低飞沫浓度的情况下,通过让结核病患者佩戴普通口罩,医务人员佩戴防护口罩(N95 型口罩)等措施进行防护,保护特定人群。在医疗机构一次性口罩和手套都应该得到充足的供应。除标准防护措施,应用于空气传染疾病患者或可疑者的防护措施,包括卫生工作者佩戴口罩,将患者安置在隔离的有良好通风的区域,当患者在患者隔离区域外活动时使用医用口罩。这些应用于所有空气传染疾病的防护措施,能有效减少结核病的传播。

1. 结核病患者及家属佩戴外科口罩

(1)外科口罩是通过阻挡大的微粒,防止微生物传播给其他人,口罩应该能够把鼻、脸、颌部全部遮住。对结核杆菌可疑者及结核明确诊断者离开隔离区接受检查或者治疗都应佩戴外科口罩。

(2)合适的口罩能够阻止病原微生物通过佩戴者口鼻扩散到他人,但不能防止佩戴者吸入传染性飞沫,因此佩戴合适的口罩能减少传染他人的风险。

(3)结核病患者在结核病防治机构及医疗卫生机构就诊时,应尽可能戴外科口罩。疑似或已知传染性肺核病患者在离开隔离室进入必要的医学检查科室或转诊时,都要佩戴合适的外科口罩。

(4)教会患者正确佩戴合适的口罩,是发挥预防作用的重要前提。

2. 医务人员佩戴防护性 N95 型口罩

(1)防护性的口罩是一种特殊类型的面罩(N95 型口罩),具有一定标准的滤过能力,与面部结合紧密,能有效地遮盖口鼻,能防止传染性结核分枝杆菌微粒的通过,起到控制和预防感染作用。

(2)有条件的机构可为医务人员提供防护性 N95 型口罩来防止医务人员吸入传染性飞沫。

(3)在进行管理和环境控制的同时,与具有传染性的患者接触的医务工作者都要佩戴 N95 型口罩。医务人员佩戴防护性 N95 型口罩,如不能一次使用必须经紫外线消毒后方可再次使用。因 N95 型口罩或防微粒口罩都可以保护佩戴者本人。当访视者与传染性患者同在密闭空间时也应该佩戴微粒过滤呼吸器。考虑到使用微粒过滤呼吸器会产生歧视的风险,应该强烈关注医务工作者、患者的行为改变。

(4)在治疗和护理已确诊或疑似的结核病患者(尤其是耐多药结核病患者)时,对结核病患者实施可能产生气溶胶的程序时,在支气管镜检查、气管插管、吸痰过程中医务工作者需要佩戴 N95 型口罩。

(5)应该对卫生工作者就微粒过滤呼吸器的使用进行综合的培训,因为正确的持续的呼吸器使用能够引起医务工作者显著的行为改变。同时,应该考虑包含呼吸器适合测试。

3. N95 型口罩的正确戴法及更换

(1)先将头带拉松 2~4cm,手穿过口罩头带,金属鼻位向前。

(2)戴上口罩并紧贴面部,口罩上端头带放于头后,然后下端头带拉过头部,置于颈后,调校至舒适位置。

(3)双手指尖沿着鼻梁金属条,由中间至两边,慢慢向内按压,直至紧贴鼻梁。

(4)双手尽量遮盖口罩并进行正压及负压测试。

正压测试:双手遮着口罩,大力呼气,如空气从口罩边缘逸出,即佩戴不当,须再次调校头带及鼻梁金属条。负压测试:双手遮着口罩,大力呼气,口罩中央会陷下,如有空气从口罩边缘进入,即佩戴不当,须再次调校头带及鼻梁金属条。

(5)N95 型口罩的使用寿命依赖工作环境与类型。当口罩受污染(如有血迹)或飞沫等异物,使用者感到呼吸阻力变大,口罩损毁,需要更换口罩。

(6)N95 型口罩适合性试验是为确保佩戴者佩戴的医用防护口罩具有一定的密闭性,包括适合性试验和敏感试验。

4. 结核病的呼吸防护措施

(1)同一病种患者,可同住一室。进入病室者应戴外科口罩,必要时穿隔离衣,接触患者或可能污染物品。

(2)治疗护理下一名患者前应洗手。

(3)患者所用食具、痰杯等应予隔离。食具每餐消毒,痰杯每天消毒更换,呼吸道分泌物应于消毒后废弃。

(4)病室空气消毒每日 1~2 次,患者有必要离开病室时必须戴外科口罩。

(5)采用隔离标志,勤洗手,使用肥皂或洗手液并用流动水洗手,不用污浊的毛巾擦手。双手接触呼吸道分泌物后(如打喷嚏后)应立即洗手。

(6)打喷嚏或咳嗽时应用手帕或纸巾掩住口鼻,避免飞沫污染他人。患者在家或外出时佩戴口罩,以免传染他人。

(7)均衡饮食、适量运动、充足休息,避免过度疲劳。

(8)长期人群聚集场所的个体疑似或确诊为结核病的患者,要给患者戴外科口罩。痰涂阳性患者,实行隔离治疗。在短期人群聚集场所的个体疑似或确诊为结核病的患者,应组织转诊。